帯状疱疹は
自分で防ぐ！
こうして改善できる！

本田まりこ
Honda Mariko

PHP

はじめに

「50歳を過ぎたら、帯状疱疹《たいじょうほうしん》のワクチンをおすすめします」
そんな言葉が、テレビなどのマスメディアを通じて啓発される機会が増えました。コマーシャルで見聞きされている方も多いでしょう。

少し前まで、「帯状疱疹」という病名は、一般にほとんど知られていませんでした。そのため、帯状疱疹の初期症状である皮膚に痛みを感じた人が、内科や整形外科を受診し、湿布薬などを処方されて治療が遅れるケースが多くありました。

これは決して内科や整形外科の先生たちが悪いのではなく、帯状疱疹を専門に診療する皮膚科の医師であっても、皮膚症状が現われるまで帯状疱疹と確定診断できないのが現状です。

ですから、帯状疱疹の予防に努めましょうという啓発活動が盛んに行なわれるようになったことは、皮膚科の医師として、とてもうれしく思っています。

帯状疱疹の予防が近年になって注視されるようになった背景には、社会の高齢化が深く関係しています。

帯状疱疹を発症するしくみは本文で詳しく説明しますが、もともと幼少期にかかった水ぼうそうのウイルスが体内に残っていて、それが加齢に伴う免疫力《めんえきりょく》の低下により再び活性化してしまうことが原因となります。

水ぼうそうのウイルスが体内に残っていても、40～50年は体に備わっている免疫力（病原体を退ける力）で封じ込めることができます。そのため、ひと昔前までは、帯状疱疹を発症する前に寿命を全《まっと》うする人が多く、帯状疱疹で医療機関を受診する人は稀《まれ》でした。

しかし、日本人の平均寿命が男女合わせて約85歳となった現在、子どもの頃に水ぼうそうにかかった人が、体内に残存していたウイルスによって帯状疱疹を発症するケースが増大しています。

50歳を過ぎると帯状疱疹の発症率が増え、80歳までにおよそ3人に1人が帯状疱疹になると言われています。
水ぼうそうのウイルスというと、「たいしたことない」と思う人も多いでしょう。たしかに子どもの頃に水ぼうそうにかかったときは、軽症で済む場合がほとんどです。しかし、50歳を過ぎてから帯状疱疹を発症した場合は、帯状疱疹は短期間で治癒しても、後遺症の「帯状疱疹《たいじょうほうしん》後《ご》神経痛《しんけいつう》」という厄介な痛みに悩まされるケースが少なくないのが問題です。

50歳以上で帯状疱疹を発症した人のうち、およそ2割に帯状疱疹後神経痛が起こると言われています。重症の人では痛みが消えるまでに数年単位の歳月がかかり、そのストレスで仕事をやめざるを得なくなったり、家に閉じこもりきりになったりする人も少なくありません。高齢の人では、「寝たきり」につながる重大リスクにもなります。

帯状疱疹を発症した場合、早期に専門の医療機関で治療を受けることが先決です。ただし、帯状疱疹およびその後遺症である帯状疱疹後神経痛の治療に使われる薬は、効果が強い反面、体に負担が大きいのも事実です。

そこで、薬による治療が基本としても、患者さん自らが免疫力を高めるセルフケアに努めることにより、帯状疱疹および帯状疱疹後神経痛の予防・改善が容易になることをお伝えしたく、本書を上梓しました。

帯状疱疹後神経痛につながりやすい危険因子として、次のようなものが知られています。

- ☑女性である。
- ☑タバコを吸っている。
- ☑はっきりした激しい前駆痛《ぜんくつう》（皮膚の痛み）がある。
- ☑皮膚症状が重い（水ぶくれが大量にでき、広範囲に及んでいる。血の色をした水ぶくれがある）。
- ☑刺激に対して敏感になる。あるいは鈍感になる。
- ☑糖尿病や免疫不全につながる持病がある。

以上の因子に一つでも当てはまる人は、皮膚科での治療とともに、ぜひ今日から、本書のＰＡＲＴ３で紹介するセルフケアに努めていただきたいと思います。

なお、帯状疱疹の発症に対しては、薬剤を用いた適切な治療が第一ですが、「薬に頼りすぎることなく」毎日のセルフケアでみなさんの「免疫力」の維持・向上を図っていただくことも、また大切だと思っています。

本書の内容が、帯状疱疹および帯状疱疹後神経痛によるつらさや不安を解消、軽減する一助となることを願っています。

まりこの皮フ科　院長　本田まりこ

帯状疱疹は自分で防ぐ！ こうして改善できる！ もくじ

PART 1 「帯状疱疹」を知りましょう

PART 2 「帯状疱疹」の治療と予防

PART 3
「帯状疱疹」を予防・改善する毎日のセルフケア習慣

装幀・本文組版◉朝田春未
装画◉河南好美
本文イラスト◉杉山美奈子
編集協力◉小林みゆき

PART 1

「帯状疱疹」を知りましょう

「帯状疱疹」は皮膚病ではなく神経のトラブル

皮膚症状より先に、痛みが起こります

「帯状疱疹《たいじょうほうしん》」は、体の左右どちらかの皮膚に、「疱疹」と呼ばれる赤いブツブツとした虫刺されのような発疹が現われ、そのあと水ぶくれが帯状に広がっていく疾患です。皮膚の病気と思われがちですが、実際には神経が障害されて生じるもので、皮膚症状より先に、痛みが生じます。

帯状疱疹の最初の痛みは、人によって異なります。「うずくような痛み」「電気が走るような感触」といったものから、「なんとなく違和感を覚える」「かゆい」といったものまで、さまざままでです。

その後、発疹が出てきたあとは、ヒリヒリ（またはズキズキ）した痛みに変わり、水ぶくれが出てくる頃には「熱っぽい痛み」となり、水ぶくれが破れると「ズキズキ」「ピリピリ」した激しい痛みに襲われることもあります。

神経の炎症を抑える物質が痛みを増長します

帯状疱疹の痛みは、その部位に潜んでいたウイルス（20ページ参照）が、体の免疫力の低下に乗じて増殖・移動し、神経を破壊して炎症を引き起こすことで生じます。組織が損傷を受けたとき、細胞膜にあるリン脂質はアラキドン酸に変わり、シクロオキシゲナーゼの作用によってプロスタグランジンが生成されます。

このプロスタグランジンの作用によって引き起こされる「痛み」「熱」「腫れ」などの症状が現われる現象を、「炎症」と言います。

一方、組織損傷時に血漿から遊離したブラジキニンは、感覚神経を興奮させることにより、痛みを発生させます。

帯状疱疹を早い段階で見つけ、適切な治療やセルフケアを行なった場合は、ウイルスの増殖・移動が3日ほどで抑えられ、10日以内に皮膚症状は治まります。痛みもすみやかに鎮まります。

「帯状疱疹」の経過

痛みを感じてから治るまでの経緯

①痛みや違和感が現れる（4～7日）

皮膚の一部分に、違和感を覚えたり、ピリピリした痛みを感じたりします。「前駆《ぜんく》痛《つう》」と呼ばれるものです。

②赤い発疹が現れる

前駆痛が続いたあと、その部分に小さな赤いブツブツ（発疹）が帯状に現れ、より強い痛みに襲われます。

③発疹が水ぶくれに変わり、痛みが出てくる（発疹出現後1～2日）

赤い発疹がどんどん水ぶくれになり、一つひとつの水ぶくれが大きくなって増えていきます。この時期から、強い痛みが出てきます。

④水ぶくれが黄色くなる（発疹出現後5〜6日）

最初は透明だった水ぶくれが、次第に膿が溜まって黄色くなっていきます。この水ぶくれが破れてジクジクとただれたり、潰瘍《かいよう》になったりします。この膿は細菌感染によるものではなく、免疫が誘導されて免疫細胞が集まることによるものです。

⑤かさぶたができてくる（発疹出現後10〜20日）

ジクジクしていた皮膚表面が、少しずつ乾いてかさぶたができてきます。

⑥かさぶたが剥がれ落ちて治癒する

かさぶたが剥がれ落ちると、その下から健康な皮膚が現われ、皮膚症状は消えます。通常は痛みも解消されますが、痛みだけがいつまでも続く場合があります。帯状疱疹後神経痛（42ページ参照）と呼ばれるものです。

帯状疱疹の進行過程の例

写真提供：著者

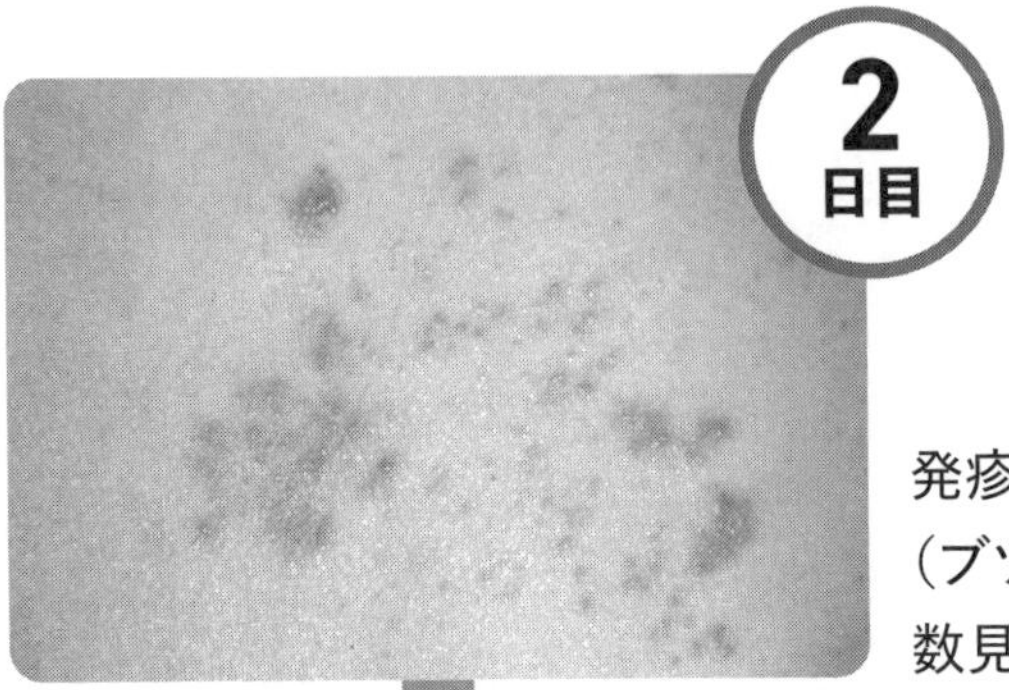

発疹出現初期。赤い丘疹《きゅうしん》（ブツブツ）や小水疱が多数見られる。

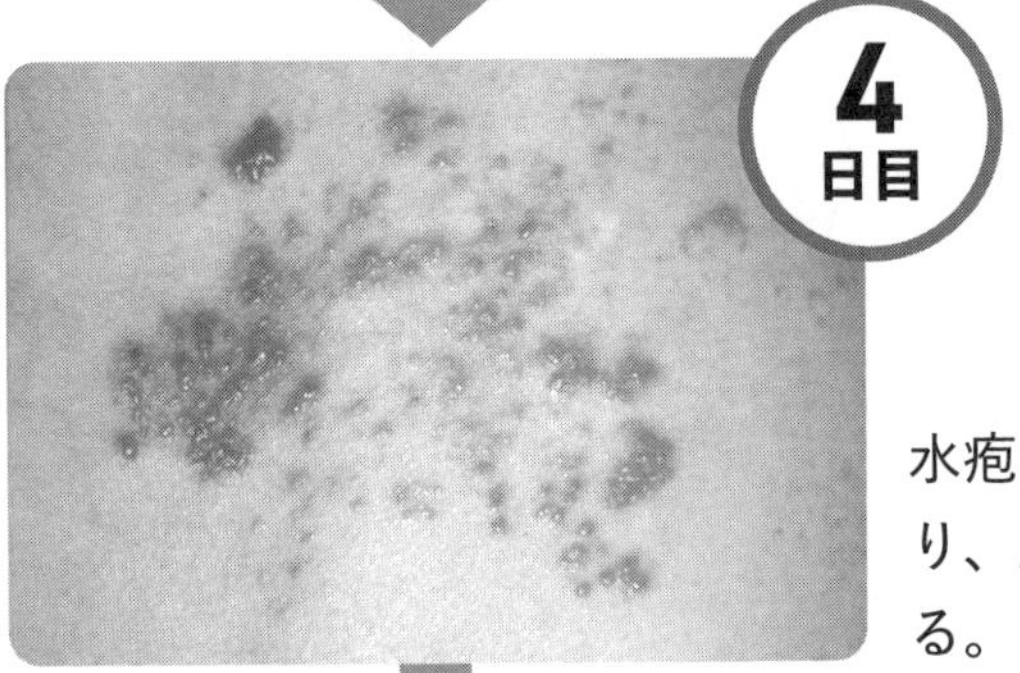

水疱期。水疱が大きくなり、周囲が赤くなっている。

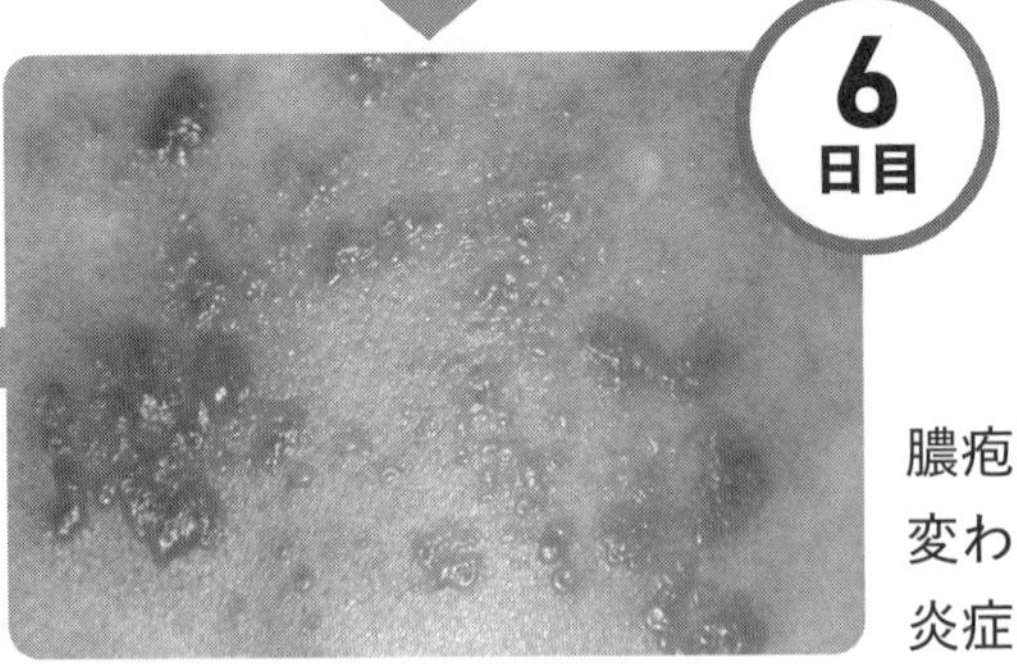

膿疱期。水疱から膿疱に変わる。免疫細胞により炎症が強くなる。

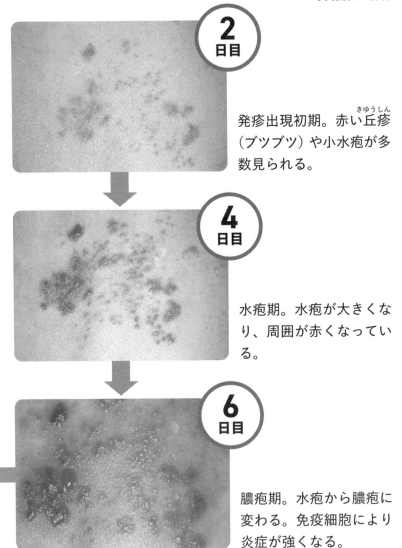

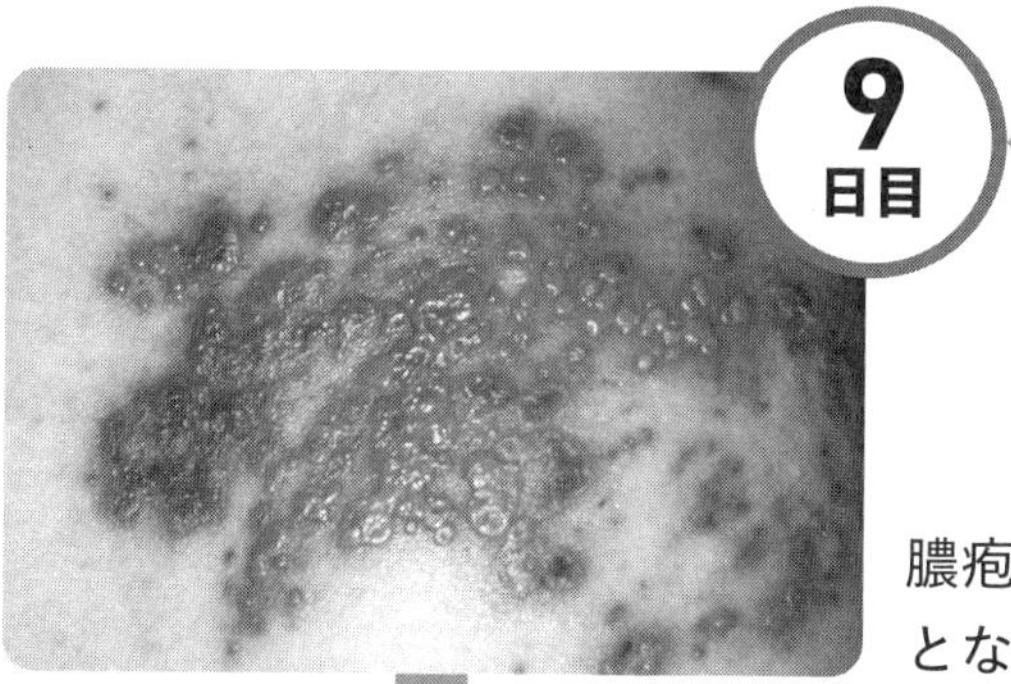

膿疱期。一部破れて潰瘍となっている。

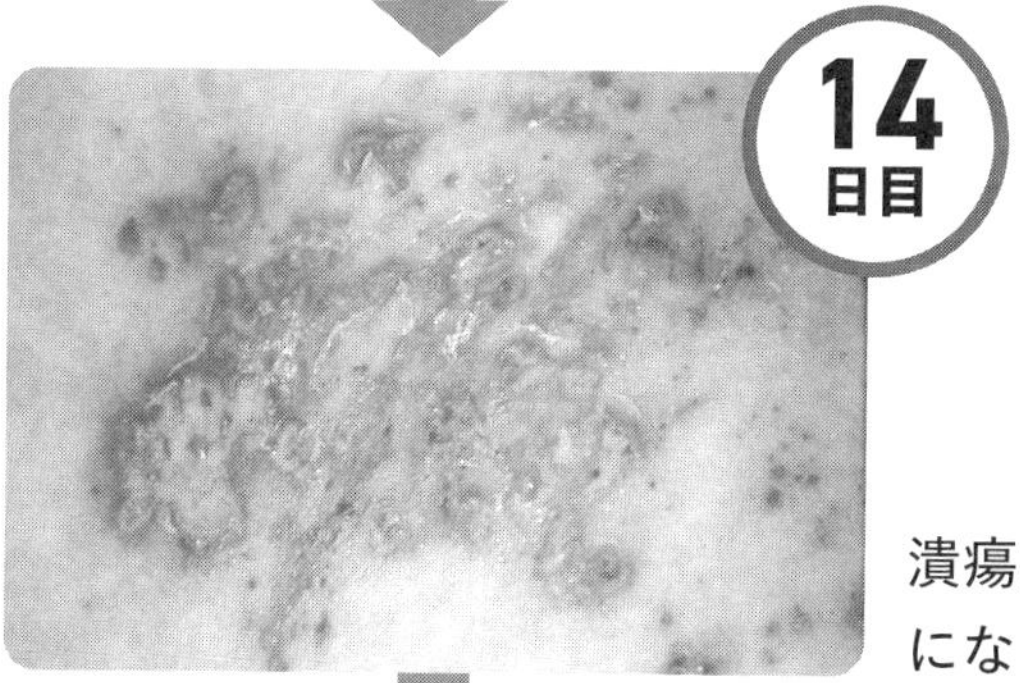

潰瘍期。深く大きな潰瘍になっている。

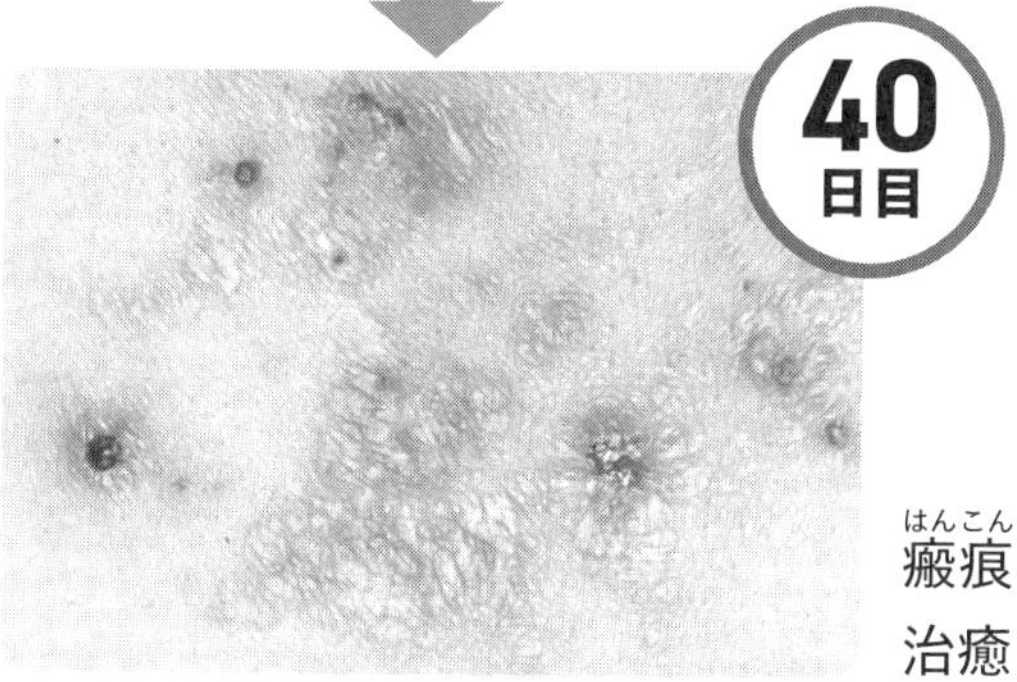

瘢痕《はんこん》（傷あと）となって治癒している。

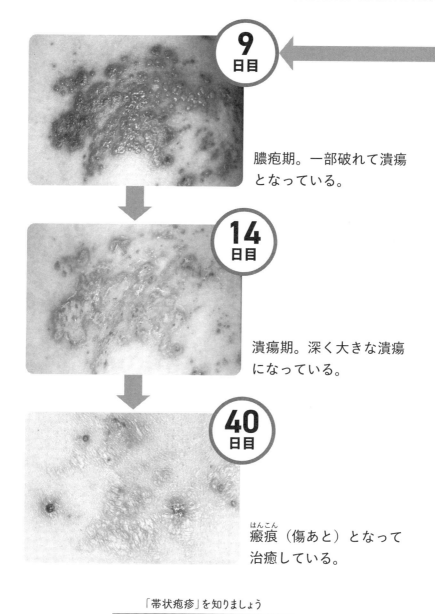

原因は、体内に残留する「水ぼうそうのウイルス」

子どもの頃にかかった「水ぼうそう」のウイルスが引き金に

帯状疱疹は、水ぼうそうのウイルス（水痘《すいとう》・帯状疱疹ウイルス：以下、水ぼうそうウイルス）によって引き起こされます。

水ぼうそうは、10歳以下の子どもに多く見られる感染症です。軽い発熱とともに、全身に赤い発疹が現われ、それが激しいかゆみを伴う水ぶくれとなって、最終的にはかさぶたへと変化し、終息します。感染力が強い反面、子どもの場合は1週間ほどで症状が回復することがほとんどです。

水ぼうそう自体は、特に怖い病気ではありません。水ぼうそうが厄介なのは、一度感染すると体内から完全にウイルスを排除できないことにあります。

水ぼうそうウイルスの一部が体内（感覚神経の神経節）に潜み、生涯にわたって居座り続けるのです。

加齢や病気で免疫力が低下すると、潜んでいたウイルスが再活性化します

通常、体内に残った水ぼうそうウイルスは、「免疫《めんえき》」で抑え込まれています。ところが、加齢や病気などにより免疫力が低下すると、水ぼうそうウイルスは「待ってました」とばかりに、一気に活性化して増殖しはじめます。それが神経に炎症を起こし、帯状疱疹の発症につながります。つまり、子どもの頃に水ぼうそうにかかった人は、誰でも成人後に帯状疱疹を発症する可能性があるということです。

さらに昨今は、水ぼうそうの再感染も問題視されています。

従来は、一度水ぼうそうに感染すると、体に免疫（水ぼうそうウイルスに対する抵抗力）ができ、再感染しないと言われてきました。水ぼうそうウイルスに対する免疫力は、40～50年維持されるからです。子どもが水ぼうそうになっても、周囲の大人が感染しないのはこのためです。

しかし、近年の日本では長生きする人が増えたことから、再感染する人が増えています。再感染の場合は重症化しませんが、大人になってから初めて水ぼうそうにかかると重症化しやすいので、要注意です。

胸や顔に疱疹が現われやすい

体のどこにでも現われる可能性があります

帯状疱疹は、全身のどこにでも発生する可能性があります。帯状疱疹の原因となる水ぼうそうウイルスは、体のあらゆる感覚神経節（感覚神経の根元の部分）に潜んでいて、免疫力が低下すると再活性化し、潜伏箇所から神経に沿って移動します。

感覚神経は、脊髄《せきずい》（脳から背骨の中に伸びている神経の束）を中心に体の左右対称に分布しており、その中の一つの神経の支配領域（デルマトーム）に沿って発症しやすいことから、帯状疱疹は基本的に体の左右片側に現われるのが特徴です。

発疹が帯状に広がるのは、水ぼうそうウイルスが再活性化することにより、神経の分布に沿って増殖しながら移動していくことによります。さらに重症化すると、体の広い範囲に疱疹と痛みが拡大します。

特に現われやすい部位としては、胸や顔が挙げられます。

帯状疱疹が現われやすい部位

顔

目、鼻、額は帯状疱疹の好発部位で 20%近くはここに現われる。額にできるとまぶたが腫れて目が開けられなくなることも。

背中や胸、わき

帯状疱疹の半数以上は上半身に現われるが、なかでも背中や胸、わきは発生頻度の高い部位で、30%強はここに現われる。

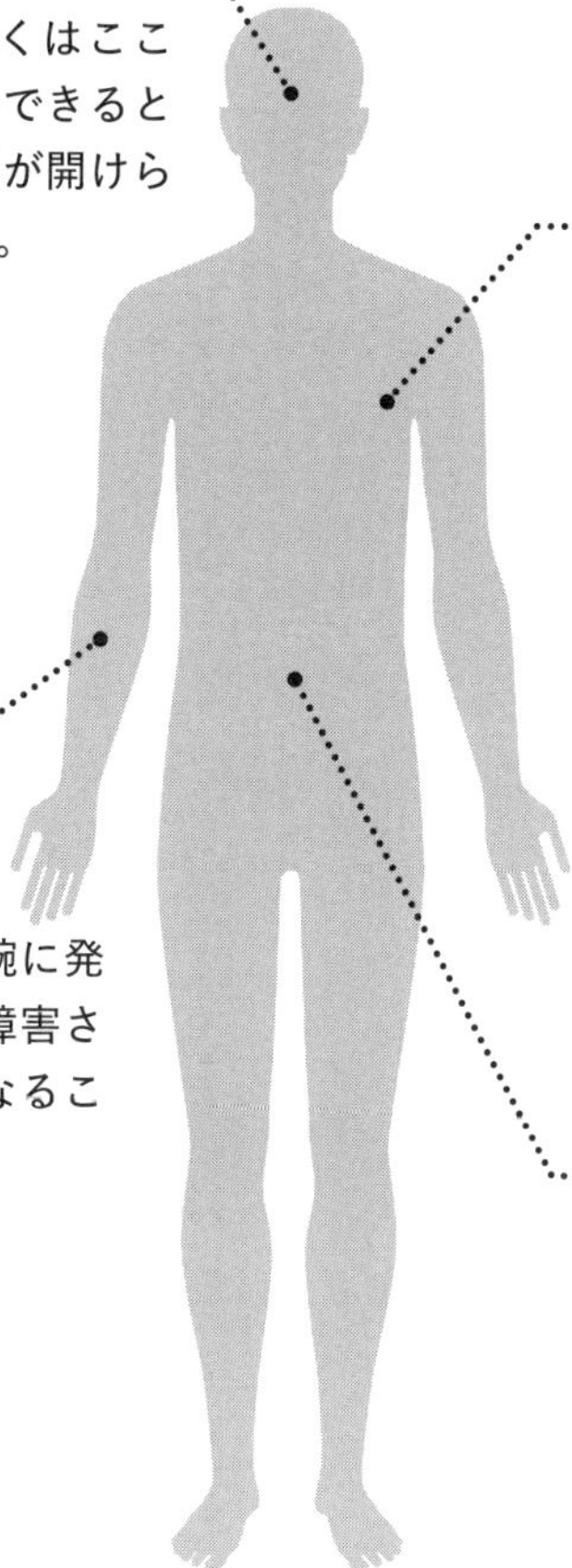

腕

頻度は高くないが、腕に発症すると運動神経が障害され、腕が挙がらなくなることがある。

腹部

下腹に発症した場合、腹筋の麻《ま》痺《ひ》が起こり、便秘や麻痺側の腹部が膨らむことがある。

50歳を過ぎると帯状疱疹の発症率はぐんと高まる

年をとっても発症しない人は「免疫力」が高い

帯状疱疹の発症率は、50歳を超えるとぐっと高まります。これは年《とし》をとるほど帯状疱疹を発症しやすくなることを示しており、「加齢」が帯状疱疹の発症に大きく関係していることは確かです。

日本では80歳までに3人に1人が帯状疱疹を発症すると言われています。60〜70代をピークに80歳を超えると発症率は下がりますが、高齢年代の人口母数自体が減少するためであり、90代では2人に1人が発症するというデータもあります。

では、帯状疱疹を発症する人としない人では、どこに違いがあるのでしょうか？

ポイントは「免疫力」の差にあります。免疫力とは、体に備わっている「病気と闘う力」のことです。いくつになっても、免疫力を一定以上に高く維持できていれば、体内に潜んでいる水ぼうそうウイルスを抑え込むことができます。

帯状疱疹の年齢層別発症率の変化（宮崎スタディ）

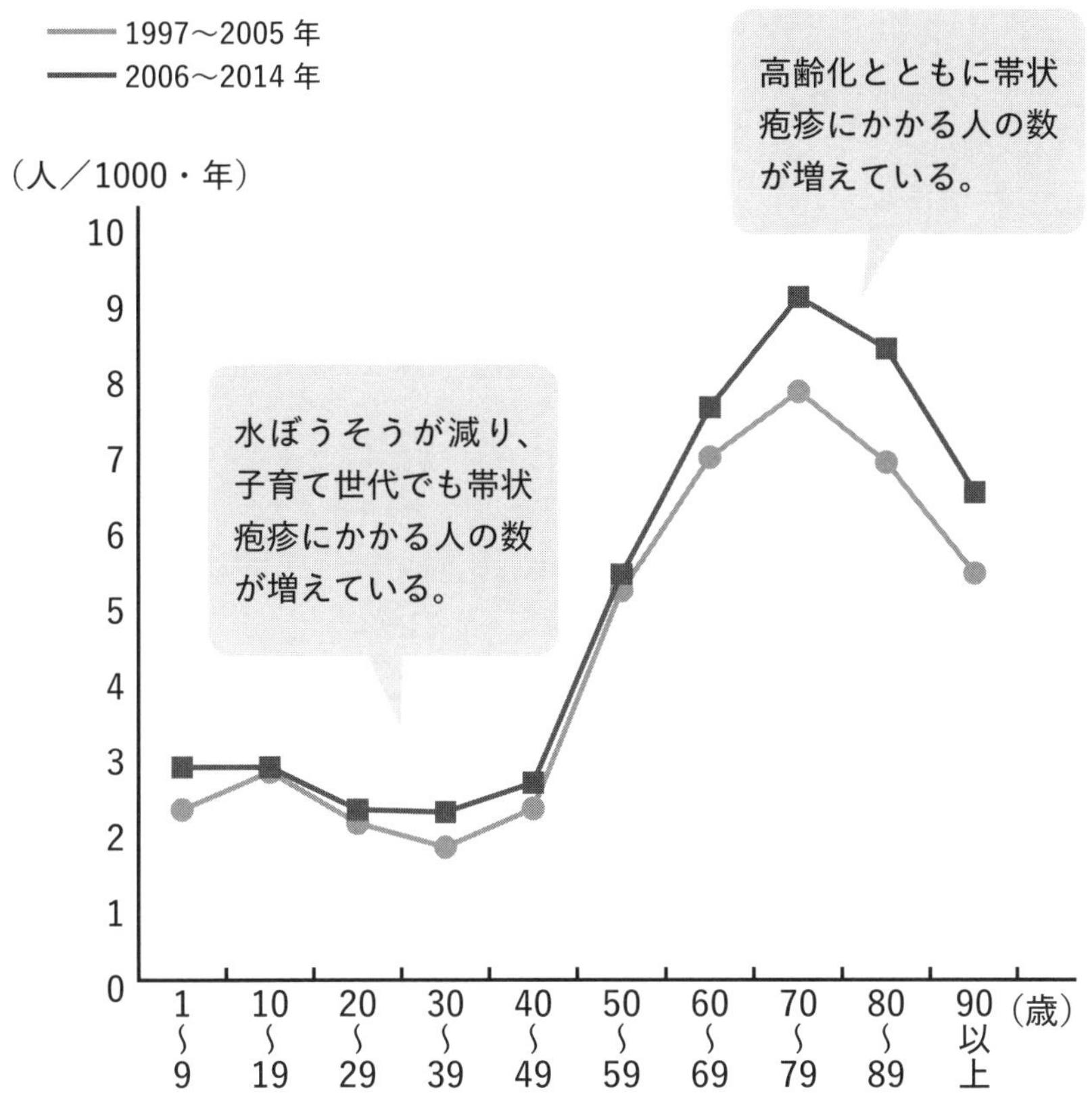

出典：外山 望「宮崎県における帯状疱疹の大規模疫学調査（宮崎スタディ）」

☞「宮崎スタディ」は、年間1000人あたり何人の人が帯状疱疹を発症したかを調査したもの。近年、60歳以上と子育て世代の発症率が高まっている。

「免疫力」を下げる2つの要因

若い人でも要注意です

年齢を重ねれば誰でも、若い頃にくらべて免疫力が低下することは避けられません。しかし、前節でお話ししたように、80歳までに帯状疱疹になる人は3人に1人ですから、通常の老化に伴う免疫力の低下だけでは、帯状疱疹の発症にはつながりません。

加齢に加えて、免疫力が下がる別の要因が重なることにより、水ぼうそうウイルスが活性化し、帯状疱疹の発症リスクが高まると推測されます。別の要因としては、次の2つが挙げられます。

①過労・ストレス

過労やストレスは、帯状疱疹の発症に大きく関わっていることが、私の研究で明らかになっています。

帯状疱疹発症時の状態・基礎疾患

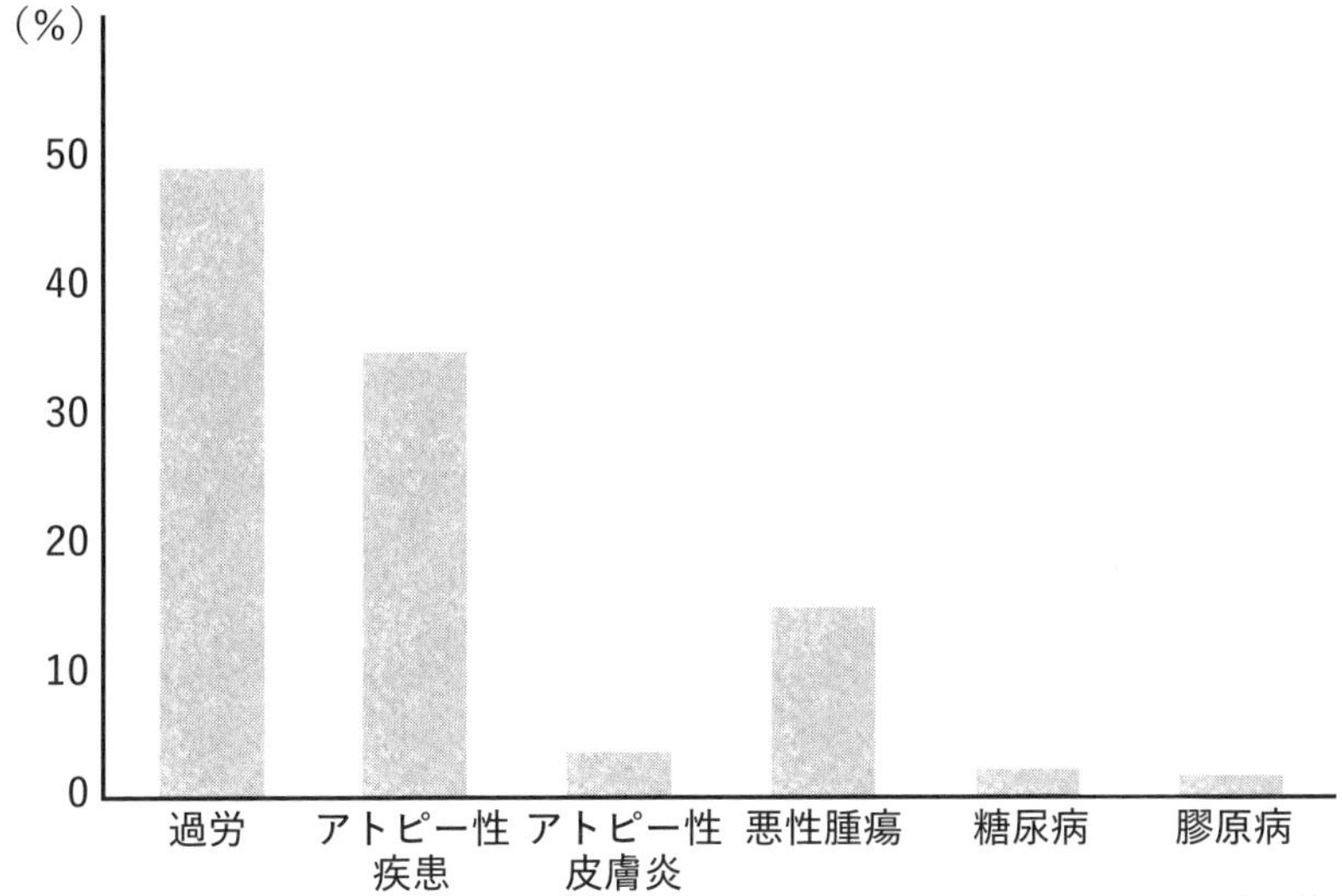

出典：著者の統計

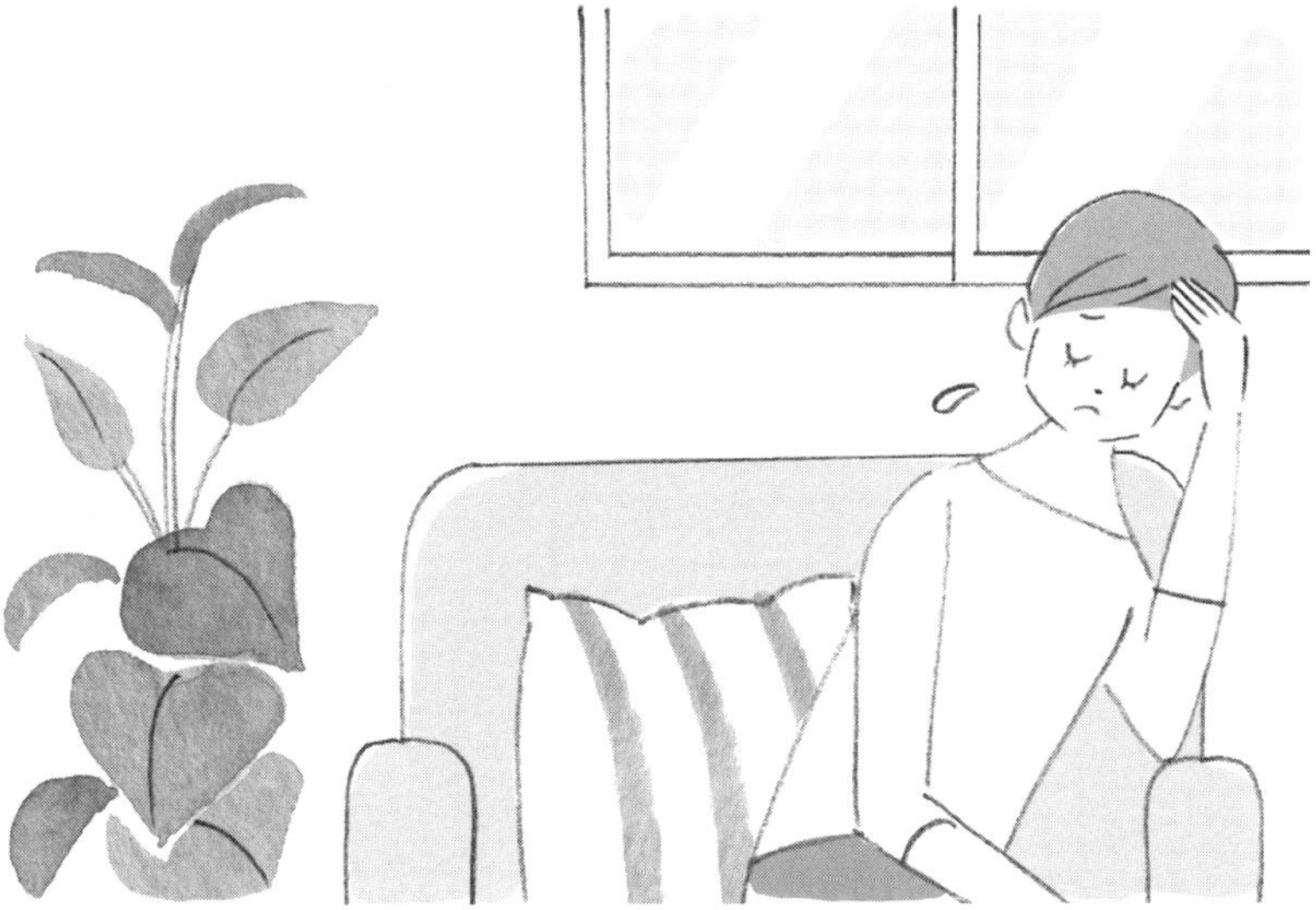

これは高齢者だけでなく、若い世代の人たちにも当てはまります。たとえば、職場でのストレスが大きい人や、仕事をしながら家事や育児、介護を一手に担っている方などは、帯状疱疹を発症するリスクが高まります。

一方、帯状疱疹を訴えて来院される患者さんの中には、

「私は過労やストレスとは無縁です。仕事よりプライベートの時間を優先し、休日は家族でいつも出かけて楽しんでいます」

といった、一見矛盾するようなことをおっしゃる方も結構おられます。

楽しい家族旅行やレジャーであっても、過密なスケジュールだったり、肉体的に無理をしたりすると、それが無意識のうちに過労やストレスとなる場合があります。

実際に、連休後やお盆・年末年始などに、帯状疱疹の患者さんが増えるとも言われており、私のクリニックでも、長期の旅行の直後に帯状疱疹を発症して受診されるケースが少なくありません。

最近はSNSで〝リア充〟を報告するために、休日返上であちこちへ出かける人が多い印象があります。しかし、特に50歳を過ぎたら、仕事もプライベートも「無理をしない」――これこそが、帯状疱疹の発症を防ぐうえで大切な合言葉となります。

免疫力を低下させるような病気も、帯状疱疹の発症リスクを高める大きな要因となります。

②病　気

がん、糖尿病、膠原病《こうげんびょう》などはその代表です。50代以降に帯状疱疹が増えるのは、この年代になるとこれらの病気が起こりやすくなることも関係しています。

また逆に、帯状疱疹を発症したことで、こうした病気が見つかることもあります。

特に、がんの治療中に帯状疱疹が起こりやすくなります。がんの三大治療法である外科療法・化学療法・放射線療法は、どれも免疫力を著しく低下させるからです。

また、アトピー性皮膚炎で、ステロイド薬や免疫抑制薬を使用している場合も、免疫が大幅に低下し、帯状疱疹が発症しやすくなります。

病気とまではいかなくても、猛暑による夏季の暑さがストレスとなって、帯状疱疹を引き起こす可能性も示唆されています。帯状疱疹の発症は、夏場に多い傾向があります。

とにかく「無理をしない生活」を心がけることが、帯状疱疹の予防の原則です。

「免疫力」が帯状疱疹を抑えるしくみ

免疫力は病原体から体を守る防衛隊のような存在です

帯状疱疹の発症に深く関わる免疫力について、少し具体的に説明しましょう。

私たちの身の回りには、膨大な数の病原体が存在します。それでも多くの場合、私たちが感染を免れているのは、「免疫力」という病原体を撃退する力が備わっているためです。

免疫力というのは、〝人体防衛隊〟のようなもので、免疫細胞と呼ばれる〝兵隊〟が侵入してくる病原体を24時間体制で退けています。特に口から肛門につながる消化管は、免疫部隊の前線基地で、免疫細胞の約7割が腸に配備され、病原体が血液中に入って感染するのを水際で抑えています。

たとえ感染を許してしまったとしても、血液中や内臓などに存在する免疫細胞が対応し、体の外へ排除するしくみになっています。

水ぼうそうにかかると40～50年、帯状疱疹にかからないのも免疫力のおかげ

ただし、感染したあとに病原体を排除するには、ある程度の日数を要します。水ぼうそうウイルスに感染した子どもが、軽い発熱や発疹・水ぶくれなどの症状を起こすのは、まさに免疫細胞がウイルスと闘っている証で、ウイルスを排除して症状が改善するには数日から1週間程度かかります。それでも自力で排除することが可能です。

さらに、免疫のしくみが素晴らしいのは、一度感染した病原体の情報をすべて記憶していて、次に感染してきたときには、よりすみやかに撃退できる点です。水ぼうそうに一度かかると40～50年かからないのはそのためで、これは「免疫がついた」と表現されます。のちほど紹介する「ブースター効果」も同じしくみによります。

「体に備わっている力」というと、西洋医学に馴染んでいる人からは軽視されがちですが、西洋医学の力を存分に発揮するうえで免疫力が欠かせないことは、現代の医療では常識です。がんの治療はその代表で、帯状疱疹についても同様のことが言えます。

ですから、治療とあわせてＰＡＲＴ３で紹介する「免疫力を高めるセルフケア」も大切になってきます。

重症化する前に手を打つことが不可欠

重症化した帯状疱疹の見分け方

帯状疱疹は、早期に適切な治療（PART2参照）を受け、あわせてPART3で紹介するセルフケアを行なうことにより、通常は3週間から1カ月程度で改善します。

一方、発疹や痛みが出ているのに、ストレスの多い生活を続けて放置していると、重症化しやすくなります。別の病気が引き金となって帯状疱疹が起こっている場合も重症化しやすいので、要注意です。次のような症状は、重症化のサインです。

- ☑発疹が一面に多数できている。
- ☑一つひとつの発疹が大きい。
- ☑疱疹が血液の色になっている（血疱《けつぽう》）。
- ☑「汎発性《はんぱつせい》」や「複発性」の帯状疱疹が見られる（33ページ参照）。

重症化につながりやすい帯状疱疹

重症化しやすい帯状疱疹としては、「汎発性《はんぱつせい》」と「複発性」の2つがあります。

汎発性帯状疱疹

最初に帯状に発疹が現われたあと、数日経ってから水ぶくれが他の離れた部位にいくつもでき、やがて全身に広がっていくのが「汎発性帯状疱疹」です。これは、水ぼうそうウイルスの一部が血流に乗って拡散されることにより生じます。

汎発性帯状疱疹（特に20個以上）が出現する背景には、悪性リンパ腫や白血病、関節リウマチ、膠原病、アトピー性皮膚炎、糖尿病、AIDS《エイズ》（後天性免疫不全症候群）などの深刻な病気が隠れている場合が多いので、帯状疱疹の治療とあわせ、それらの病気の有無を調べることが急務です。

複発性帯状疱疹

通常、帯状疱疹は一つの神経に沿って帯状に発疹が現われます。しかし、複発性帯状疱疹の場合は、複数の神経が障害を受けることから、最初に現われた発疹から数日遅れて、帯状の発疹が体の他の箇所に複数現われるのが特徴です。

前述の汎発性帯状疱疹と異なり、深刻な病気が隠れている可能性は低いものの、免疫力が大幅に低下していることは確かなので、皮膚科の医師と相談のうえ、「人間ドック」などで全身を調べてみることをおすすめします。

帯状疱疹が帯状疱疹としてうつることはありません

水ぼうそうウイルスは感染力が非常に強く、発疹が出ている1~2週間は、直《じか》に水ぶくれに接触したり、同じ空間に身を置いたり、あるいは咳《せき》やくしゃみの飛沫によっても他人に感染します。子どもの発症のほとんどは軽症で、1週間ほどで回復しますが、成人後に初めて水ぼうそうを発症すると重症化しやすく、注意が必要です。

帯状疱疹が帯状疱疹としてうつることはありません。しかし、水ぼうそうにかかったことがない、水ぼうそうの予防ワクチン（水痘ワクチン）も受けていない人には、帯状疱疹の原因となる水ぼうそうウイルスに感染する危険性があります。新たに水ぼうそうウイルスに感染した人は、帯状疱疹ではなく水ぼうそうを発症します。

命を脅かす「合併症」

合併症の症状は部位によって異なります

帯状疱疹が重症化して長引くと、神経や周囲の組織の損傷が進んで合併症を引き起こすリスクが高まります。合併症の症状は、帯状疱疹が現われた部位によって異なります。部位別に紹介しましょう。

頭部　耳の痛み、目の痛みは合併症の重大なシグナル

耳、頬、口の中、下アゴ、首、後頭部などに帯状疱疹が生じた場合は、めまい、難聴、味覚障害、顔面神経麻痺《まひ》の引き金になりやすいことが知られています。これらの症状は「ラムゼイ・ハント症候群」と総称され、いったん発症すると治りづらいので、予防が大切です。

ラムゼイ・ハント症候群は、耳の痛みが数日から1週間続いたあとに起こります。

したがって、後頭部に帯状疱疹が現われ、耳の痛みを感じたら、すぐに皮膚科や耳鼻科を受診することが大切です。

同じ頭部でも、額や目の上、特に鼻に帯状疱疹が現われたときは、目の組織に炎症（角膜炎、ブドウ膜炎）が起こりやすくなります。発見が遅れると、視力が低下したり、場合によっては失明したりする可能性もあります。

額や目の上、鼻に帯状疱疹が現われたあとに目の痛みを感じたら、皮膚科医に伝え、眼科を紹介してもらいましょう。目の痛みを感じる前に、頭痛や倦怠感《けんたいかん》が起こることもよくあります。

腹部・お尻　便秘が気になったら主治医に伝える

お腹やお尻に帯状疱疹が発生すると、腸の働きが悪くなって便秘が起こりやすくなります。そのまま放置していると、腸閉塞《ちょうへいそく》（腸管が狭くなったり塞がったりして、便やガスが出なくなる病態）に進展することもあるので要注意です。

性器に帯状疱疹が出た場合は、膀胱《ぼうこう》や直腸の働きが悪くなって排便・排尿障害が生じることもあります。

ウイルスが脊髄や脳に入り込むと命に関わります

帯状疱疹は、基本的に一つの神経領域に限定して帯状に現われます。

ところが、水ぼうそうウイルスが「暴走」し、脊髄に入り込んで炎症を引き起こすと、運動神経がダメージを受けて体の一部に麻痺《まひ》が起こったり、筋肉が萎縮したりすることもあります。

また、水ぼうそうウイルスが脳へ入ると、帯状疱疹脳炎を引き起こします。帯状疱疹脳炎の主な症状は、高熱、頭痛、意識障害、羞明《しゅうめい》（まぶしく感じる状態）、メニンギスムス（髄膜症）で、重症の場合は命に関わることもあります。

皮膚に異変を感じたら、とにかく早く皮膚科を受診することが大切です。

「帯状疱疹」と「アトピー体質」

アレルギー体質の人は「炎症」が起こりやすくなります

わが国でも多くの方が悩まれている「アトピー性皮膚炎」ですが、いわゆる「アトピー体質」の人は、帯状疱疹にも注意が必要です。

アトピー性皮膚炎とは、皮膚が水分を保つ力が低下して、皮膚の乾燥とバリア機能の不具合が生じ、さまざまな抗原（ダニ・スギ花粉など）に対して免疫のしくみが適切に働かなくなるために、湿疹などがくり返し生じる症状です。

私たちの体には、細菌やウイルスなどの〝外敵〟が体内に侵入してきたときに、「免疫」が働いてそれらを撃退するしくみが備わっていることは、先に説明しました。

体内に外敵が侵入すると、それらを攻撃するための「抗体」がつくられます。ところがアレルギー体質の人では、体に無害なものにまで過剰に反応して攻撃してしまう「IgE抗体」がつくられ、「アレルギー反応」という「炎症」を起こしてしまいます。

免疫の不具合や皮膚のバリア機能低下が帯状疱疹を引き起こしやすくなります

先の「炎症」にはアトピー性皮膚炎のほかにアトピー性気管支炎、アレルギー性鼻炎、アナフィラキシーショック（急性アレルギー反応）などがあります。

アトピー性皮膚炎では、アレルギー反応が皮膚炎として現われます。アレルギー反応を起こす元となる物質・アレルゲンはハウスダストやダニなどさまざまですが、これらのアレルゲンが皮膚から容易に体内に侵入し、免疫が過剰反応して攻撃し続けるため、皮膚の炎症が治まらない、つらい症状です。

また、アトピー性皮膚炎の人は、皮膚の細胞のすき間にあって〝うるおい〟を保つ役割を果たしている「セラミド」が不足気味で、皮膚の肌理《きめ》がどうしても粗くなり、外敵の侵入や刺激を受けやすい状態になっています。

免疫が適切に働きにくいことと、免疫抑制薬の使用などにより、アトピー体質の人は帯状疱疹にもかかりやすくなってきます。

また、ウイルスの活動を抑えたり除去したりする力が弱いことから重症化しやすい傾向にあるので、注意が必要です。

「帯状疱疹」を発症しやすい人・発症しにくい人

「ブースター効果」

帯状疱疹の発症には、「免疫力」が影響することは、先に説明しました。水ぼうそうウイルスに対する免疫力の高さは、「ブースター効果」も深く関係しています。

ブースター効果というのは、幼少期に水ぼうそうにかかって免疫を得たあと、家庭や職場などで、水ぼうそうにかかった子どもと接触することにより、そのたびに免疫力が更新され、帯状疱疹にかかりにくくなることを指します。

たとえば、ブースター効果の恩恵を受けやすい職種があります。水ぼうそうの子どもを診療する機会の多い小児科の医師や看護師は、その代表です。また、保育園・幼稚園勤務者も、帯状疱疹に比較的かかりにくいと言われています。

少子化と水痘ワクチンの普及で家庭でブースター効果が出にくくなりました

さらに、ひと昔前までは二世代同居で暮らしているご家庭が多く、お子さんやお孫さんはもとより、その友だち、あるいは親戚の子どもなどが、家を出入りすることが頻繁にありました。それが結果的に、大人たちのブースター効果につながり、水ぼうそうウイルスに対する免疫は比較的高く保たれていました。

一方、現代は「核家族」が当たり前となり、少子化も相まって、特に高齢者が子どもと接する機会が大幅に減っています。

高齢者だけでなく親世代でも、仕事などが忙しくて子どもとコミュニケーションをとる機会が少ないご家庭では、お子さんからのブースター効果が薄れる50代から、帯状疱疹を発症するケースがよく見受けられます。親御さんの過労やストレスが多いような場合は、帯状疱疹のリスクがなおさら高まります。また、水痘ワクチンの接種が公費なったことから、水痘（水ぼうそう）にかかる子どもが減少しました。

そうしたことを考えると、今後ますます帯状疱疹にかかる人が増えることが予想されます。

長く痛みが残る「帯状疱疹後神経痛」

3カ月以上痛みが続くときは「後遺症」が疑われます

帯状疱疹の痛みは、水ぼうそうウイルスによって神経に炎症が生じることで引き起こされます。ですから、適切な治療やセルフケアですみやかに炎症が治まれば、痛みも鎮静化します。

一方、帯状疱疹に対するケアが遅れると、炎症による神経の障害が進み、神経そのものの変性による痛みが後遺症として残ることがあります。帯状疱疹を発症したあと、3カ月経っても痛みが続く場合は、「帯状疱疹後神経痛《たいじょうほうしんごしんけいつう》」と診断されます。

帯状疱疹後神経痛の痛みは、半年以内に治まるケースが大半ですが、数年から10年以上にわたって続くこともあります。神経が変性してしまうと回復することが難しくなり、帯状疱疹後神経痛の痛みも長引きます。神経の障害が激しい場合は、痛みを感じる感覚神経が破壊され、痛みを感じなくなることもあります。

「心因性の痛み」は心療内科を受診しましょう

帯状疱疹後神経痛を発症する人は、帯状疱疹にかかった人の15％以内で、その多くは60歳以上の人が占めています。60歳を超えると、免疫力が衰えていることから、半年経ってもおよそ5％の人に痛みが残ると言われています。

帯状疱疹後神経痛が長引く背景には、心理的な要因もあると考えられています。帯状疱疹の痛みが激しいと、その記憶が脳に刻まれ、実質的な痛みが消えたあとも痛みを感じてしまうことがあるのです。

たとえば、帯状疱疹は眠っているときにも痛みを感じて熟睡できない一方、帯状疱疹後神経痛の心因性の痛みは、就寝中や物事に集中しているときには痛みを感じにくいのが特徴です。

ただし、患者さん本人が痛みで苦しんでいることは事実です。そのことを周囲の人が理解することが大切です。「気のせい」とか「痛みはもう消えているはず」といった対応をすると、本人の苦痛はますます増して、病状が悪化する要因となります。心因性が疑われる場合は、心療内科の専門医を受診しましょう。

こんな人は「帯状疱疹後神経痛」につながりやすい

帯状疱疹後神経痛につながりやすい7つの危険因子

①50歳以上。
②女性である。
③タバコを吸っている。
④はっきりした激しい前駆痛（皮膚の痛み）がある。
⑤皮膚症状が重い（水ぶくれが大量にでき、広範囲に及んでいる。血の色をした水ぶくれがある）。
⑥刺激に対して敏感になる。あるいは鈍感になる。
⑦免疫力が大幅に低下する持病がある。

危険因子により多く該当する人は要注意

帯状疱疹を発症した人のうち、右の7つの因子により多く当てはまる人は、帯状疱疹後神経痛につながりやすいので、帯状疱疹の治療をしっかり行ないましょう。

①については24ページをご参照ください。

②の「女性」というのは、女性だけが危険ということではなく、男性よりも女性に多いことを示しています。ですから、男性であっても帯状疱疹後神経痛を発症することはあります。

④から⑥は、ウイルスによる神経障害が進んでいる可能性を示唆しています。

⑦の免疫力を大幅に低下させる持病としては、悪性腫瘍（がん）、糖尿病、膠原病などが挙げられます。帯状疱疹を発症したことで、これらの病気が見つかることもあります。免疫力が低下すると、帯状疱疹に限らず、さまざまな病気が起こりやすくなるということです（29ページ参照）。

「帯状疱疹後神経痛」の感じ方は十人十色

継続的な痛みはQOLの低下につながります

帯状疱疹の痛み方は人によって異なることを先に述べました。帯状疱疹後神経痛も同様で、患者さんの訴えはさまざまです。

「衣服がこすれるくらいの軽い刺激でも、思わず声が出るほど激痛が起こる」といった激しい痛みから、「体の奥でうずくような痛みがずっと続いている」「肌にいつも何かが貼りついているような不快な感覚がある」「しびれを感じたり、感覚がなくなったりすることもある」といった声も聞かれます。

いずれも皮膚症状が出ていた部位で起こります。こうした症状が数カ月、数年単位で続く場合もあり、ご本人の生活の質（QOL）は大幅に低下します。精神的なストレスも大きく、それが、先に説明した「心理的な痛み」の引き金につながるとも考えられます。

適切な治療とセルフケアで痛みは必ず改善します

帯状疱疹後神経痛は、複雑なしくみで生じることから、通常の鎮痛薬による痛みの治療だけで解消することは難しいのが実状です。

そのため、患者さんの訴えに応じて、鎮痛薬だけでなく、神経ブロックや痛み止め軟膏、心理療法などを組み合わせて対応していきます。

帯状疱疹後神経痛のように、神経の痛みは複雑なしくみで発生しているため、それに対する薬や治療法は、これまで紹介したようにさまざまです。「どうして抗うつ薬?」「抗けいれん薬? 大丈夫?」「オピオイド鎮痛薬って怖い薬じゃないの?」と不安に思って、途中で治療を中断してしまう人も少なくありません。

不安に思ったときは、主治医に相談していただければ、納得できる答えが返ってくるはずですが、それができない患者さんの気持ちもわかります。

皮膚科やペインクリニックの専門医であれば、帯状疱疹後神経痛に悩んでおられる患者さん一人ひとりに応じた治療を行なっていることは確かです。主治医を信じて、治療を続け、PART3で紹介するセルフケアも併用すれば、痛みは改善します。

column

帯状疱疹と間違われやすい「単純ヘルペス」

帯状疱疹と間違われやすい病気として、「単純ヘルペス」があります。単純ヘルペスは、単純ヘルペスウイルス（HSV-1、HSV -2）によって発症します。

単純ヘルペスは、感染力が強くて再発しやすい一方、後遺症はほとんどなく、顔面（唇の周辺）や性器、手指などに発症し、症状が軽いことが知られています。ピリピリする痛みがありますが、帯状疱疹ほど強い痛みではありません。

これに対して帯状疱疹は、感染力は弱くて再発率も低い反面、強い後遺症（帯状疱疹後神経痛：42ページ参照）が出やすいのが特徴です。また、症状が出る部位も、帯状疱疹は胸や背中、顔面、頭部など、感覚神経のある場所に痛みや疱疹が生じます。

両者は治療法が異なりますので、皮膚に水ぶくれが現われた場合は、皮膚科で適切な診療をしてもらうことが大切です。

帯状疱疹は痛みを伴うことが多いので、肩こりや腰痛、頭痛、あるいは坐骨神経痛、肋間《ろっかん》神経痛などと混同されることもよくあります。

PART 2
「帯状疱疹」の治療と予防

早期受診・早期治療が大切

長く放置すればするほど重症化しやすくなります

20～30代の人が帯状疱疹を発症した場合、一時的に低下している免疫力が回復すれば、自然に治癒することは可能です。とはいえ、皮膚症状や痛みは少なくとも２週間は続きます。医療機関を受診せずに、急に現われた発疹や痛みに自力で対応するのはなかなか困難です。

さらに40歳を超えると、加齢による免疫力の低下とともに、過労やストレスも増えることから、帯状疱疹を放置して自然治癒を待つとなると、３週間あるいはそれ以上の期間、激しい痛みや皮膚症状を我慢することになります。

帯状疱疹の痛みは、ＰＡＲＴ１でお話ししたように、水ぼうそうウイルスが神経や周囲組織を破壊することで起こるため、長く放置すればするほど神経の障害が進行します。これは「帯状疱疹《たいじょうほうしん》後《ご》神経痛《しんけいつう》」という難治の後遺症を引き起こす原因にもなります。

痛みに続いて赤い発疹が出たら、すぐに皮膚科を受診しましょう

帯状疱疹の痛みや発疹に気づいたら、すぐに医療機関を受診して、適切な治療を受けることが、すみやかな改善にいちばん大切なことです。早期に受診して早期に治療を行ない、PART3のセルフケアも同時に実践すれば、症状は治まるでしょう。

早期に治療を始めることで、皮膚症状の悪化が抑えられるとともに、水ぼうそうウイルスによる神経の障害が抑えられるため、比較的短期間で痛みが解消できると考えられます。帯状疱疹後神経痛を予防するうえでも、早期の受診が望まれます。

帯状疱疹の場合、痛みが最初に起こるので、内科や整形外科を受診する人も結構いらっしゃいます。痛みの診断は難しく、皮膚科の医師であっても、皮膚症状が出るまで帯状疱疹と確定診断できません。ですから、痛みだけ出ている段階で受診すると、湿布を処方されて「様子を見ましょう」と言われ、治療が遅れる可能性もあります。

一方、皮膚の特定部位に痛み（または違和感）を感じ、それが数日から1週間ほど続いて、その部位に小さな赤い発疹が出てきたら、間違いなく帯状疱疹です。すぐに皮膚科を受診しましょう。

「抗ウイルス薬」の働き

発疹が出てから3日以内の服用が理想的です

帯状疱疹と診断されたあと、最初に処方される薬は「抗ウイルス薬」です。抗ウイルス薬は、帯状疱疹の原因である水ぼうそうウイルスの増殖を抑える薬で、アシクロビル、バラシクロビル、ファムシクロビル、アメナメビルなどがよく知られています。水ぼうそうウイルスの増殖を抑止できれば、神経や皮膚の炎症および炎症による損傷を最小限に抑えることができます。

早期に抗ウイルス薬を服用するほど有効です。発疹が出てから「3日以内」に服用すると、皮膚症状や痛みが軽く済み、10日ほどで治るとも言われています。帯状疱疹後神経痛を防ぐうえでも、3日以内の服用が最適です。

もちろん、3日を過ぎても抗ウイルス薬の服用は必須で、発疹だけでなく、水ぶくれや痛みの改善にも役立ちます。

「鎮痛薬」の併用

高齢者にはアセトアミノフェンがおすすめ

帯状疱疹の治療には、皮膚の症状を抑える抗ウイルス薬とともに、痛みをとる鎮痛薬を併用するのが基本です。

鎮痛薬としてよく使われるのは、解熱鎮痛薬のアセトアミノフェンです。アセトアミノフェンは、血管を広げて熱を下げる働きと、脳が痛みを感じにくくする働きの、2つの効果があります。頭痛や生理痛の薬など、一般の市販薬としても汎用《はんよう》されており、作用がおだやかで副作用が少ないことから、特に高齢の方に適しています。

ただし、アセトアミノフェンはあくまで一時的な対症療法薬で、帯状疱疹の痛みの原因となる神経の炎症を抑える働きはありません。そのため、抗ウイルス薬とともに処方されます。帯状疱疹の初期の段階から、抗ウイルス薬とあわせて鎮痛薬を使うことにより、後遺症である帯状疱疹後神経痛の予防にもつながります。

「NSAIDs」と「ステロイド薬」

痛みが鎮まらないときは、次のような薬を使うこともあります。

NSAIDs（非ステロイド性抗炎症薬）

アセトアミノフェンと同じ解熱鎮痛薬ですが、炎症を抑える作用も兼ね備えているところが特徴です。市販薬のロキソニンは、NSAIDs《エヌセイズ》の代表です。

アセトアミノフェンより効果が強いものの、その分、体（心血管系、腎臓など）への負担が大きいことから、高齢の方は必ず医師の指導のもとで服用してください。

ステロイド薬

ステロイド薬は、体内（副腎）でもつくられている副腎皮質ホルモンの一種です。炎症を抑える力が強く、速効性も高いことから、痛みを鎮めるうえで大変すぐれています。帯状疱疹による合併症（35ページ参照）が心配されるような場面で使われることがあります。ただし、NSAIDs以上に慎重に使用する必要があります。

局所麻酔薬

皮膚の表面が痛いときは、リドカインという塗り薬がよく使われます。リドカインは、速効性のある強力な局所麻酔薬です。感覚神経に作用して痛みを一時的にやわらげる力があります。帯状疱疹後神経痛にも使用されます。

抗生物質軟膏

皮膚の二次感染を防ぐために、抗生物質の軟膏で病変部を覆います。

皮膚潰瘍治療薬

水ぶくれが破裂して皮膚がただれたり潰瘍《かいよう》ができたりすると、神経の痛みとは別の痛みが生じます。特に衣服がこすれて痛みを訴えるケースが多くあります。

そうしたときに使用するのが、皮膚の修復を促す皮膚潰瘍治療薬です。皮膚潰瘍治療薬をガーゼなどに塗って、ただれや潰瘍が起こっている部位に貼り付けます。薬が患部に直接浸透し、症状改善に役立つほか、衣服でこすれるのを防ぐこともできます。

「ペインクリニック」の利用

脳に痛みを伝える神経をブロックする治療法があります

帯状疱疹が重症化したり、帯状疱疹後神経痛に進行したりして、これまでに紹介した飲み薬や塗り薬だけでは痛みが治まらないときは、皮膚科の医師からペインクリニックを紹介されることがあります。

ペインクリニックというのは、痛み（ペイン）を専門に診《み》る診療科のことです。比較的規模のある病院や開業医院（診療所）の中に存在する場合もありますし、痛みへの対処に特化したペインクリニックもあります。

ペインクリニックでは、鎮痛薬などを使った治療のほか、「神経ブロック」と呼ばれる治療法を行なっています。神経ブロックとは、痛みの出ている部位のまわりに局所麻酔薬を注射し、神経の働きをブロックする治療法です。痛みを脳に伝える神経の経路を遮断し、痛みを一時的に止める効果が期待できます。

後遺症の予防にも役立ちます

痛みの刺激を放置すると、神経が興奮して血流が悪くなり、痛みがさらに増すという悪循環に陥ります。神経ブロックは、患部の血流を改善して痛みを感じにくくさせる効果も得られます。

また、帯状疱疹の急性期の痛みに対し、神経ブロックを行なうと、痛みがやわらぐとともに、後遺症（帯状疱疹後神経痛）の予防にも役立つと言われています。帯状疱疹が発症してから1カ月以内に神経ブロックを行なうと、帯状疱疹後神経痛の発症が抑えられるという報告もあります。

たとえば、顔に痛みや発疹が出ているときは、目から上アゴ、下アゴを通っている三叉《さんさ》神経に注射し、神経の働きを遮断します。また、顔や首、胸、腕など上半身に痛みが出ているときは、首や胸のまわりに分布している星状《せいじょう》神経節をブロックします。

皮膚科の治療だけでは痛みがとれないと感じている人は、皮膚科の医師に相談し、ペインクリニックを紹介してもらうとよいでしょう。

入院治療

抗ウイルス薬や鎮痛薬を点滴で集中投与します

重症の帯状疱疹の場合は、入院が必要になることもあります。

痛みが激しかったり、重い合併症を伴っていたりする場合はもちろんですが、本来、体の左右片側の一部にしか現われない発疹や痛みが全身に広がったり、水ぶくれが大きく黒ずんできたりしたときは、免疫力が大幅に低下している証拠です。帯状疱疹後神経痛につながるリスクも高いことから、入院して抗ウイルス薬や鎮痛薬を点滴で集中的に投与し、水ぼうそうウイルスを抑え込むことが急務です。

1週間ほどで退院できますが、入院するほど重症化した人は、神経の障害が進んで帯状疱疹後神経痛を起こしやすいため、しばらくは通院しながら治療を受けることになります。高齢の方の場合は、退院したあと2カ月経っても痛みが出なければ、水ぼうそうウイルスの封じ込めに成功したと考えてよいでしょう。

「帯状疱疹後神経痛」の治療薬と治療法

「痛みの緩和＋QOLの向上」を目指します

発症してから3カ月以上経ち、皮膚症状は治まっているのに痛みだけが残っている場合、後遺症の「帯状疱疹後神経痛」と診断され、治療法が変わります。

帯状疱疹後神経痛の治療は、痛みをやわらげることと、生活の質（QOL）を高めることに主眼が置かれます。

帯状疱疹後神経痛がすっきり解消されるまでには、比較的軽症の人で3～6カ月、重症の人では5～10年にも及ぶことがあります。

それでも、医療機関での治療とあわせてPART3のセルフケアを続けていると、少しずつ症状が改善されていきます。

医療機関で処方される薬や治療法を以下に紹介します。

なお、薬の服用については、必ず医師の指示に基づいて行なってください。服用の仕方や服用量を間違えると、効果が充分に得られないだけでなく、副作用が生じる可能性もあるので注意が必要です。

抗うつ薬

痛みの治療なのに「なぜ抗うつ薬？」と思う人も多いでしょう。

実は抗うつ薬の中には、帯状疱疹後神経痛のような神経が傷ついたことによって起こる痛み（神経障害性疼痛《とうつう》）に対する有効性が報告されているものがあります。「三環《さんかん》系《けい》抗うつ薬」と「SNRI（セロトニン・ノルアドレナリン再取り込み阻害薬）」は、その代表です。

三環系抗うつ薬とSNRIは、脳内の神経伝達物質であるセロトニンやノルアドレナリンなどを増やす働きがあり、これが鎮痛作用を発揮すると考えられています。

いずれも副作用があることから、医師の指示に従って服用することが原則です。

抗けいれん薬

けいれんを鎮める働きのある「プレガバリン（商品名：リリカ）」という薬も、帯状疱疹後神経痛などの神経障害性疼痛に対する鎮痛効果が報告されており、治療によく使われます。神経細胞の異常な興奮を抑える働きが、痛みをやわらげるうえで奏功すると考えられています。

プレガバリンと同じしくみで効果を発揮するミロガバリンという薬も、帯状疱疹後神経痛の保険適用となっています。

これらの薬も副作用があるので、医師の指示に従って飲むようにしてください。

オピオイド鎮痛薬

オピオイド鎮痛薬は、がんの痛みの治療にも使われている医療用麻薬の一つです。脳や脊髄などの神経系のオピオイド受容体に作用し、痛みを鎮めます。強い鎮痛作用があることから、他の薬で痛みをやわらげることができないときに使われます。

薬効が高い反面、使い方を間違えると命に関わることもあるので、慎重に使用する必要があります。

その他

痛みの出ている部位にレーザーを照射して炎症を抑える「低出力レーザー」や、微弱な電流で貼り薬の皮膚への浸透を促す「イオントフォレーシス」のほか、痛むところに塗る局所麻酔薬（リドカイン配合のクリーム）、さらには漢方薬を処方する医療機関もあります。

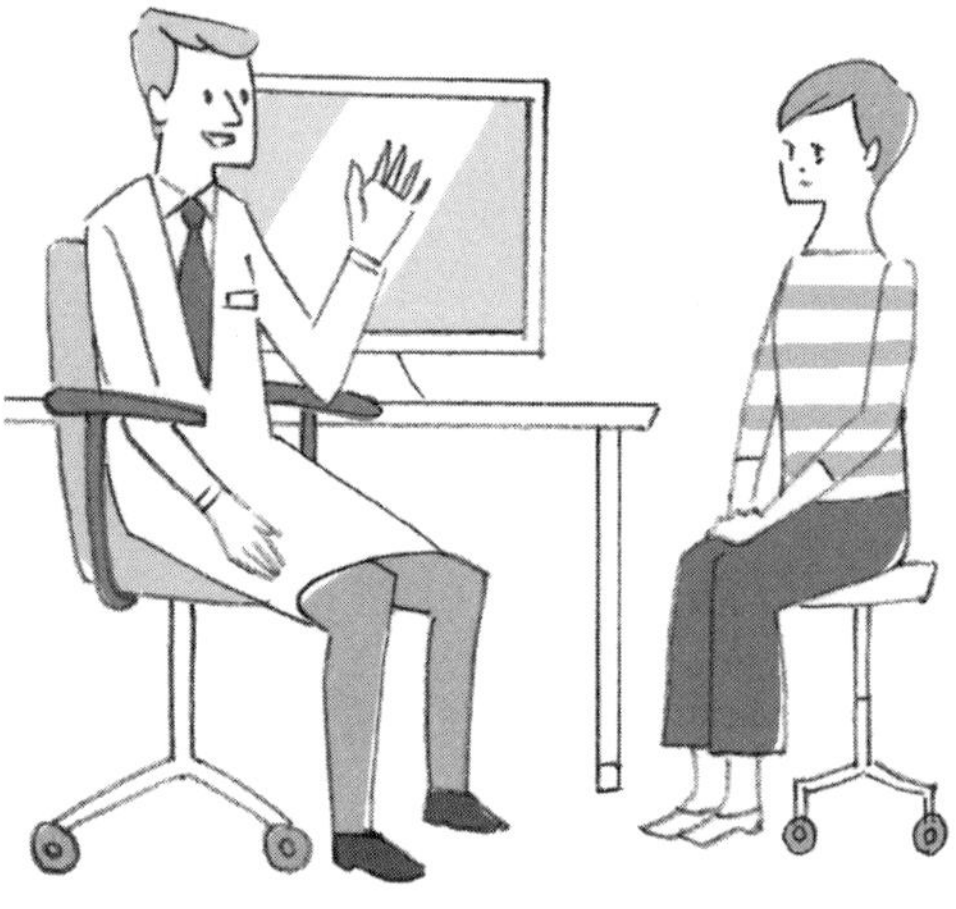

そこが知りたい！　帯状疱疹　Q&A

Q ピリピリと痛みますが発疹はありません。帯状疱疹とは別ですか？

A 皮膚に変化が見られなければ、帯状疱疹とは関係がないかもしれませんが、これから発疹が出てくるところかもしれません。

帯状疱疹は皮膚症状がないまま痛みだけがしばらく続くため、別の症状や病気と勘違いして発疹を見逃したり、発見が遅れたりすることがあります。

背中や腰の場合は、ひどい肩こりや腰痛と勘違いされがちです。胸からわきにかけての痛みは肋間《ろっかん》神経痛に、腰からお尻、下肢の痛みは坐骨《ざこつ》神経痛と勘違いされやすくなります。頭痛や眼精疲労と間違われることもあります。

なお、帯状疱疹であっても、前駆痛《ぜんくつう》だけで発疹が現われないまま、しばらくすると痛みが消失することがあります。これを「無疹性《むしんせい》帯状疱疹」と呼びます。

診断と治療は皮膚症状が出てからとなりますので、皮膚の変化に注意してください。

Q 顔に発疹があって耳が痛いのですが……。

A 耳や頬、下アゴ、首、口の中などに帯状疱疹ができてから耳が痛みはじめて、その痛みが数日間から1週間程度続いたあと、めまいや難聴が生じたり顔面神経麻痺《まひ》が生じて目や口を動かしにくくなったりすることがあります。これを「ラムゼイ・ハント症候群」と呼びます（35ページ参照）。

ラムゼイ・ハント症候群は帯状疱疹の合併症の一つで、皮膚症状が治まったあとも症状が残ることがあります。後遺症は自然に治っていきますが、なかなか消失せず治療が難しい場合もあります。

重症化を避けるためにも、顔の発疹や耳の痛み、舌のしびれ感などが現われたら、すみやかに皮膚科や耳鼻科を受診してください。

Q お腹の調子が悪いのですが、帯状疱疹と関係があるのでしょうか？

A 帯状疱疹は、体調が悪化しているときに発症しがちですが、単に「お腹を壊した」状態であれば休養を心がけ、体力の回復をはかることが大切です。

一方、腹部の帯状疱疹の発症中に尿や便が出にくくなったというような場合には、合併症が疑われます。神経の炎症によって膀胱直腸障害や腹筋麻痺などが生じ、排泄機能に障害が出ることがあります。

こうした事態を避けるには、帯状疱疹の急性期に早く治療を受けることが大切です。ウイルスの増殖と炎症を抑えることができれば、合併症の発生も防ぐことができます。

Q 帯状疱疹で入院することはありますか？

A 帯状疱疹は、一般的には通院で治療できますが、症状が重い場合は入院治療が必要になることがあります。

高齢である、持病がある、過度に疲労しているといったことから「免疫力」が極端に低下していると、症状が全身に広がったり、水ぶくれがただれて黒ずんできたりします。帯状疱疹後神経痛に進行する可能性も高くなるので、入院してしっかりと治療する必要があるわけです。

痛みがとても強い場合や、重い合併症がある場合も、入院が必要になることがあります。

Q 治ったはずなのにまた痛みが出てきました。再発でしょうか?

A 帯状疱疹は、急性期に強い痛みが出るのが一般的です。しかし、皮膚症状が治り、痛みも治まっていたのに、その後、また痛みが生じる場合があります。

日常生活に戻り、家事や介護、仕事に追われて、疲労やストレスが再び溜まってくるタイミングで、痛みが再発しやすくなるようです。

痛みのぶり返しを自覚したら、すぐに受診して治療を再開することが大切です。

Q 再発は同じところに起こるのですか?

A 帯状疱疹は、一度かかれば再発しないと考えられていましたが、近年は高齢化が進んで長寿の人が増えるにつれて、再発の例も増えています。

いつ再発するのか、どこに症状が現われるのかは、人によってさまざまです。部位がどこであれ、帯状疱疹であれば再発と考えます。主治医と相談のうえ、時機を見て帯状疱疹のワクチンを接種するのも、再発防止の一つの方法と言えます。

Q 「帯状疱疹後神経痛」は一生治らないのでしょうか……。

A 帯状疱疹の痛みは、主に炎症や刺激によるもので、「侵害受容性疼痛《しんがいじゅようせいとうつう》」と呼ばれます。一方、帯状疱疹後神経痛は、主に神経の障害によるもので、「神経障害性疼痛」と呼ばれます。つまり、痛みの原因が違うのです。

神経障害性疼痛は治療に時間を要することが多く、また、「この方法であれば絶対に治る」というものが見つけにくいのも事実です。

しかし、一生治らないというものではありません。根気よく適切な治療を続けていれば、症状は徐々に軽減されていきます。

痛みをやわらげる方法は、人によってさまざまです。一つの方法で効果が得られなくてもあきらめることなく、別の方法を試していきましょう。

Q 医師に「没頭できることを探してください」と言われましたが、もう治らないから見捨てられたのでしょうか？

A 何かに夢中になっているとき、痛みを感じにくくなることがありますが、これは「ゲートコントロール機能」によるものです（112ページ参照）。

痛みが長引くのは、このゲートコントロール機能が働きにくくなっていることも、一つの原因と考えられます。働きにくくなったゲートコントロール機能の回復をはかるには、何か没頭できるものに取り組むことがいちばんです。

「好きなことをやってみては?」という医師の提案を悲観する必要はまったくありません。むしろ効果的な方法の提案なのですから、前向きに捉えて、できることから始めてみましょう。

Q 帯状疱疹は「がん」と関係がありますか?

A 疲れているわけでもなく、特別強いストレスがあるわけでもないのに帯状疱疹を発症した場合には、背後に「免疫力の低下に関連する病気」が隠れている可能性も考えられます。悪性腫瘍(がん)もその一つです。

帯状疱疹の発症を機に、がんが発見されることもありますから、念のために全身の健康状態を調べておくのもよいと思います。

Q 過労もストレスも、持病も特にないのですが、帯状疱疹を発症しました。

A 過労やストレスと聞くと、精神的なつらさや苦しみによるもの、というイメージがあるかもしれませんが、旅行やレジャー、慶弔事など、「普段とは違うこと」が心身の負担になることがあり、帯状疱疹の発症につながることがあります。

また、帯状疱疹の発症は、夏季に多い傾向が見られます。

水ぼうそうの流行は冬季から春季に起こりやすく、夏場は少ないことが影響していると考えられてきましたが、水ぼうそうの患者数が激減している昨今でも、帯状疱疹が夏季に多く発症する傾向は続いています。厳しい暑さがストレスとなり、いわゆる「夏バテ」で免疫力が低下することが一因と考えられます。

Q 他の人にうつさないために必要なことは?

A 水ぼうそうほどの感染力はありませんが、帯状疱疹によっても水ぼうそうウイルスをうつす恐れがあります。特に、水ぼうそうにかかったことがなく、水ぼうそうの予防ワクチンも未接種の成人が周囲にいる場合は、注意が必要です。そうした人が感染すると重症化しやすいことは、110ページでも説明しています。周りにうつさないための方法は、次のとおりです。

☑患部はガーゼなどで覆う。
☑患部のケアは「感染の可能性のない人」が行なう。
☑タオルなどを共用せず、別々にする。
☑「感染の可能性がある人」には極力近づかない。

Q 2種類の予防ワクチンの違いは?

A 水痘ワクチンは、水ぼうそうの予防を目的に乳幼児の定期接種でも使用されるものです。シングリックスは、帯状疱疹予防専用のワクチンです。

水痘ワクチンは、水ぼうそうのウイルスに対する免疫力をつけ、水ぼうそうにかからないようにする効果があるとともに、帯状疱疹が発症する危険性も低減すると言われています。

シングリックスは帯状疱疹を予防する効果は高いとされている一方、水ぼうそうの予防効果はありません。どちらのワクチンがよいかは、自分で決めてしまわずに、主治医と相談のうえ決めるようにしてください（116ページ参照）。

PART 3

「帯状疱疹」を予防・改善する毎日のセルフケア習慣

毎日のセルフケア習慣　食生活

腸内環境を整える食事①　発酵食品

体内の免疫細胞の7割が存在する腸内環境を整えることが大切です

「帯状疱疹《たいじょうほうしん》」は、免疫力の低下に乗じ、潜伏していた水ぼうそうウイルスが再活性化することによって発症します。したがって、その予防と改善には、免疫力を高めることが必須となります。

免疫力を高めるうえで最大のカギを握るのは、日常の食生活です。

帯状疱疹の発疹や痛みに襲われると、食事をする気力も減退しがちです。しかし、食事をしっかり摂らないと栄養不足によって免疫力が低下し、ますます症状を悪化させる要因となります。

また、体内の免疫細胞のおよそ7割は腸に存在しています。それらの免疫細胞が働きやすい「腸内環境」（善玉菌の多い腸内環境）を整えるためにも、毎日の食事を見直すことがとても大切です。

発酵食品は腸内の善玉菌を増やします

まず積極的に摂りたいのは、発酵食品です。私たちの食卓でおなじみの味噌や納豆、酢（醸造酢）、かつお節、塩辛、あるいはヨーグルトやチーズなどの乳製品も、腸内環境をよくする発酵食品としてすぐれています。

発酵食品には、腸内の善玉菌のエサになったり、善玉菌そのものが含まれたりしています。味噌の乳酸菌やこうじ菌、納豆の納豆菌、漬物のビフィズス菌、乳製品に豊富な乳酸菌などがそうです。

腸の環境を整える 発酵食品の例

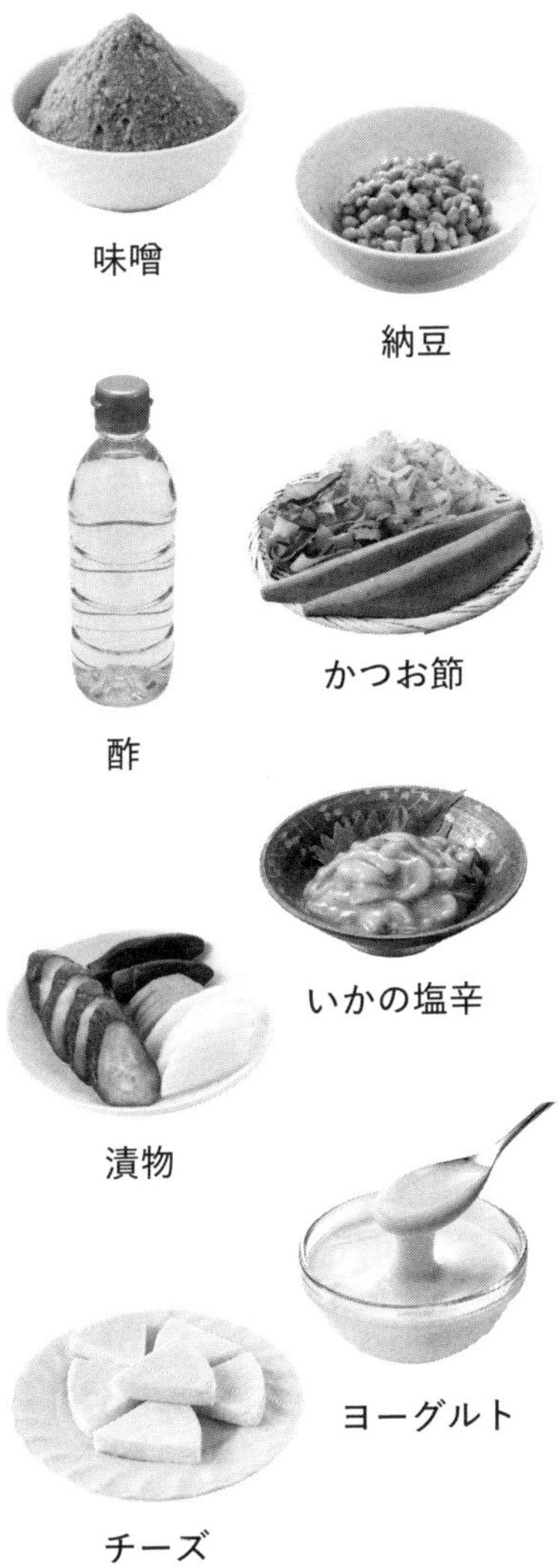
味噌
納豆
酢
かつお節
いかの塩辛
漬物
ヨーグルト
チーズ

毎日のセルフケア習慣　食生活

腸内環境を整える食事②　食物繊維の豊富な食品

水溶性食物繊維と不溶性食物繊維をバランスよく摂取しましょう

腸内の善玉菌を増やすには、食物繊維の豊富な食品を摂ることも効果的です。食物繊維は、「水溶性食物繊維」と「不溶性食物繊維」に大別されます。水溶性食物繊維は、腸内の善玉菌のエサとなって、善玉菌を増やすことが知られています。海藻類や果物のほか、モロヘイヤ、オクラ、納豆などにも多く含まれています。一方、不溶性食物繊維は、腸の働きを活発にして便通を促す働きがあることから、悪玉菌が増えやすい腸内環境を改善するうえで役立ちます。きのこ類、根菜類、玄米などが有効な補給源となります。また、豆腐などの大豆製品は、水溶性と不溶性の食物繊維をバランスよく含んでおり、腸内環境を整えるには最適の食品と言えます。

主食を白米から玄米に切り替えるだけでも、食物繊維の摂取量が大幅に増えます。パンを主食にしているご家庭では、全粒粉のパンがおすすめです。

水溶性食物繊維を含む食材の例

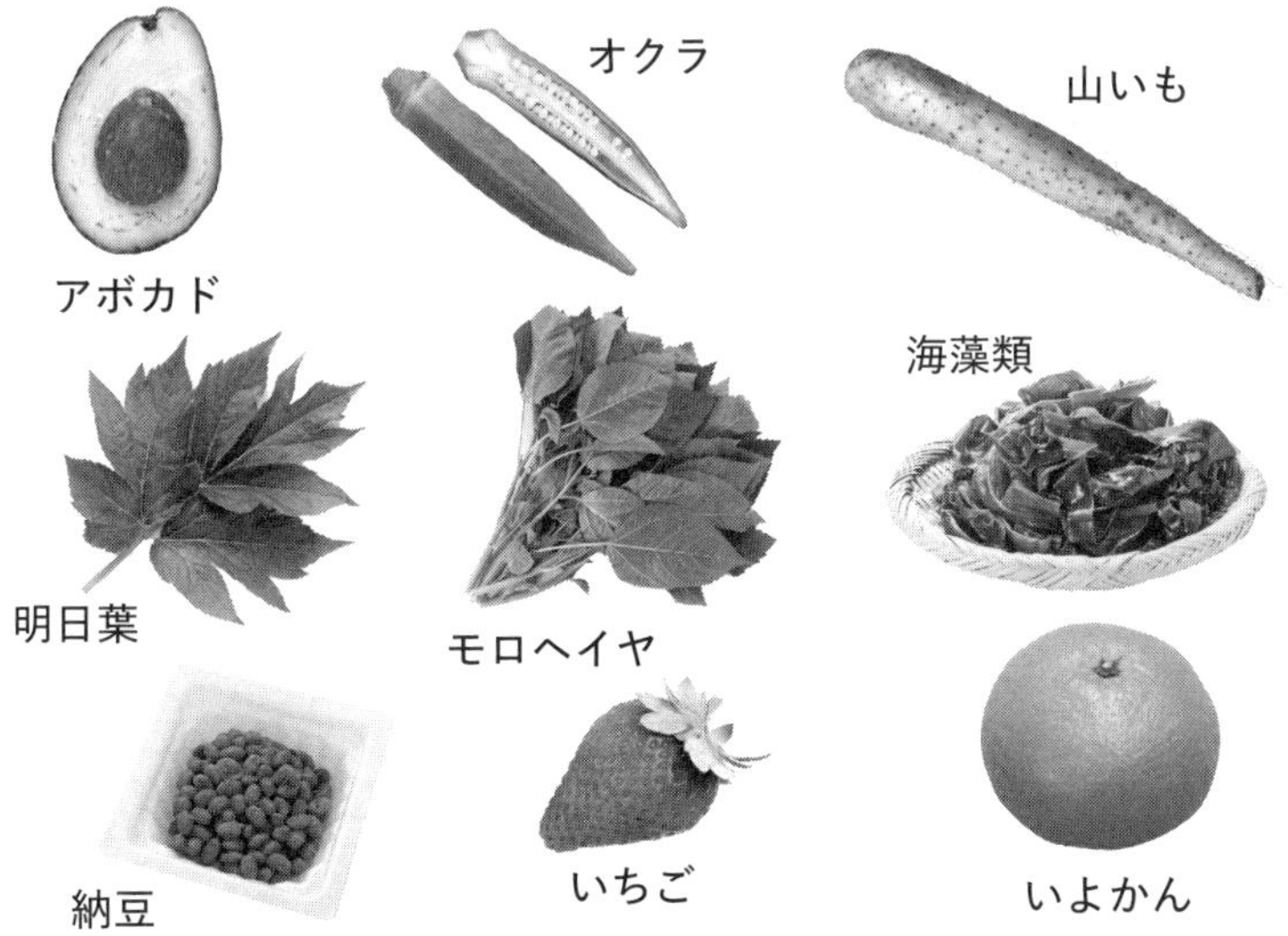

不溶性食物繊維を含む食材の例

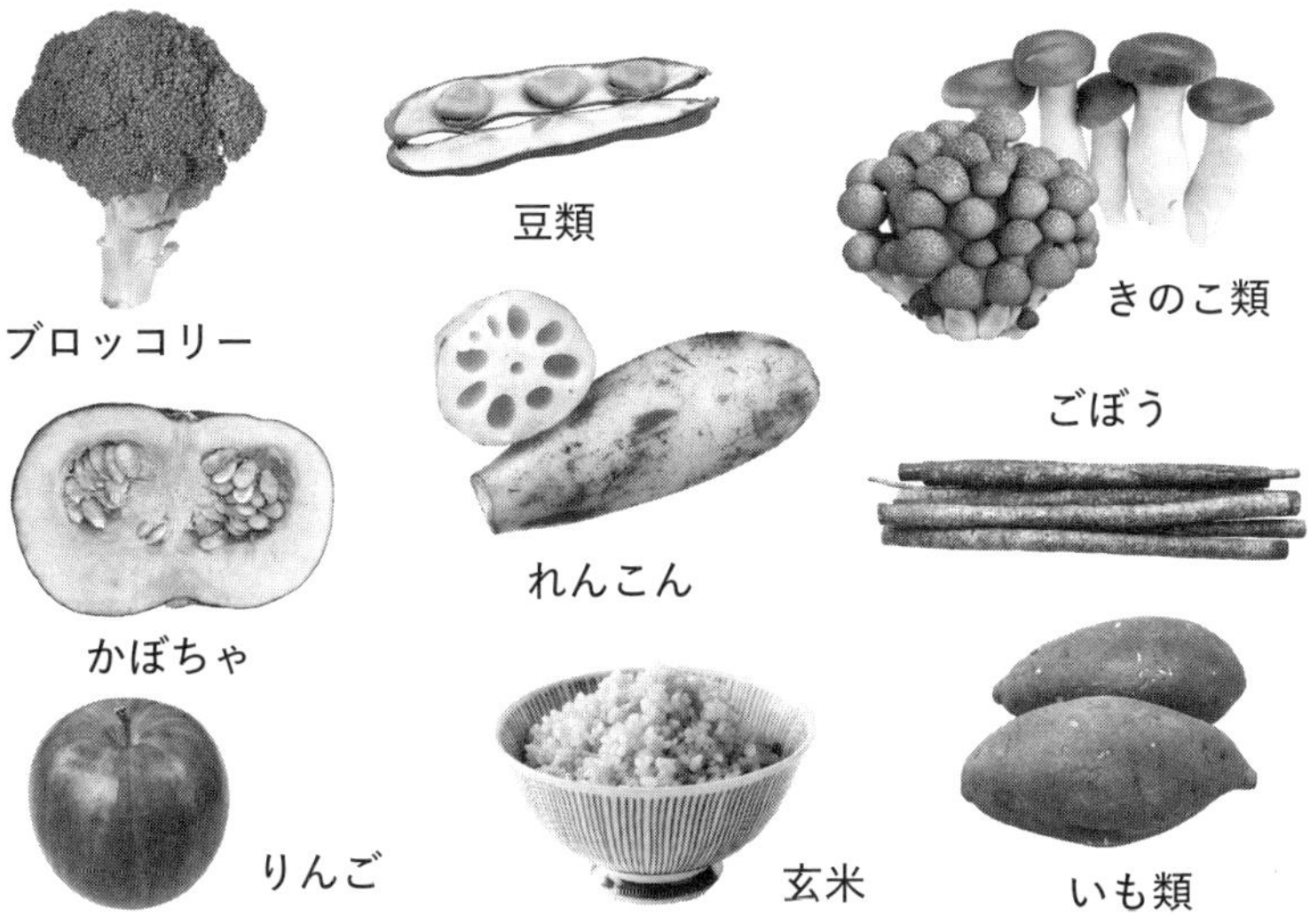

毎日のセルフケア習慣 食生活

腸内環境を整える食事③ たんぱく質を積極的に摂る

肉と牛乳は優秀なたんぱく源ですが、摂取法に気をつける必要があります

免疫細胞の主成分はたんぱく質です。そのため、たんぱく質が不足すると、免疫細胞の活力が低下してしまいます。

たんぱく源としては、動物性食品が知られています。肉や魚、牛乳・乳製品、タマゴなどがそうです。

このうち、肉（牛肉、豚肉、鶏肉）は貴重なたんぱく源であると同時に、摂りすぎると腸内に悪玉菌が増え、免疫力を維持するうえで逆効果となるので要注意です。

また、牛乳も、人によっては腸に負担をかける要因となります。牛乳に含まれる乳糖を分解するには、「ラクターゼ」と呼ばれる酵素が必要ですが、この酵素を持っていない人が牛乳を飲むと、大腸でガスが大量に発生し、腸内環境が悪化してお腹のハリや腹痛の原因となります。

和食に欠かせない魚と大豆製品がもっともおすすめです

腸内環境を整えるうえでは、肉より魚、牛乳より乳製品（特に発酵食品のチーズやヨーグルトなど）を優先してたんぱく質を摂ることがおすすめです。魚と乳製品には、それぞれ「たんぱく質プラスα《アルファ》」の恩恵が期待できます。

魚に含まれるオメガ3脂肪酸は、腸内環境をよくする働きがあると言われています。さらにオメガ3脂肪酸には、血流をよくする効果もあるので、免疫細胞の活性化に最適です。また、乳製品のチーズやヨーグルトは、前記したように発酵食品の一種ですから、これらも腸を整え、免疫力を高めるうえで有効です。

さらに、植物性食品の中にも、たんぱく質の豊富なものがあります。豆類や大豆製品です。特に大豆は肉に劣らないほど良質なたんぱく源で、大豆製品はバラエティーに富んでいることから、毎日食べても飽きないところも魅力です。大豆をはじめ、豆腐、厚揚げ、黄粉《きなこ》、おから、湯葉、枝豆のほか、発酵食品の味噌や納豆もあります。

また、牛乳を飲むとお腹がゴロゴロするような人は、豆乳で代替可能です。

たんぱく質の積極的な摂取は、帯状疱疹で傷ついた皮膚の回復にも役立ちます。

毎日のセルフケア習慣 食生活

血流を促して体を温める食事　香辛料を上手に使う

ニンニクは免疫力の活性化に最適です

免疫細胞が活発に働くには、体温を上げる必要があります（86ページ参照）。日常の食生活で使われている香辛料の中には、体を温める働きのあるものが多く存在します。ニンニクはその代表です。

ニンニクに含まれる硫黄化合物（アリシン）や硫化水素は、血液の流れをよくして体を温める働きがあります。ニンニクの利いた料理を食べると、体がポカポカしてくるのはそのためです。

ニンニクの血流を促す効果は、スライスしたり、すりおろしたりすることで生み出されます。

ニンニクにはスタミナを増す働きもありますので、帯状疱疹の引き金となる過労やストレスを解消する効果も期待できます。

ショウガは免疫賦活に加え、痛みの原因物質の生成も抑えます

食卓でおなじみの香辛料の中には、もう一つ、帯状疱疹や帯状疱疹後神経痛の予防・改善におすすめの食品があります。

それはショウガです。

ショウガの辛味成分「ジンゲロール」も、ニンニク同様、血流を促して体温を上げる働きがあります。ジンゲロールは、免疫細胞を増やす働きもあると言われています。

さらに、ショウガを加熱すると、ジンゲロールが「ショウガオール」と呼ばれる成分に変わります。このショウガオールも血流促進に役立つほか、痛みの原因物質（プロスタグランジン）の生成を抑える働きがあるとも言われています。

したがって、豚肉の生姜焼きは、豚肉のたんぱく質とショウガオールの両方を摂るうえで最良と言えます。

ショウガの効果を存分に得るには、新鮮なものを選ぶことと、料理をする直前にすりおろすこと、そして冷蔵庫に入れずに湿らせた新聞紙に包み、日光の当たらない場所に保存するのがポイントです。

毎日のセルフケア習慣　食生活

免疫力を上げる効果が明らかになっている食品　きのこ類

シイタケに豊富なβ-グルカンは、がんの免疫療法にも使われています

免疫力を上げることが、医学的に明らかにされている食品もあります。きのこ類です。きのこ類に豊富な食物繊維、特にシイタケに多く含まれる「β《ベータ》-グルカン」という水溶性食物繊維は、免疫細胞を活性化することが科学的に明らかにされており、がんの免疫療法にも使われています。

シイタケのほか、マイタケやシメジ、きくらげ、なめこなども、免疫力の向上や腸内環境の改善に役立つことが知られています。

いずれのきのこ類も、調理するときに加熱しすぎると有効成分が減ってしまうので要注意です。

さっとゆでたり、炒めたり揚げたりして食べることが、免疫力を高めるためには必須で、おいしく食べる秘訣でもあります。

毎日のセルフケア習慣 食生活

抗ウイルス薬を服用中はこまめな水分補給が必須

通常の水分摂取量に加えて「さらにコップ1杯」を意識しましょう

帯状疱疹の治療で使用される抗ウイルス薬の中には、一定量の水分補給をしないと腎障害や脳症といった副作用を引き起こす可能性があるものもあります。特に水分の摂取量が不足しがちな高齢者は、抗ウイルス薬の副作用はもとより、日常的な脱水症状を防ぐうえでも、日ごろから意識して水分を摂るようにしましょう。

そうはいっても、本人任せにしていると、帯状疱疹や帯状疱疹後神経痛の痛みで、食事はもとより、水分を摂ることも億劫《おっくう》になりがちですから、ご家族や周囲の人が、こまめに水分を摂るように気を配ることが大切です。

高齢者の水分摂取量の目安は、1日1000～1500ミリリットルとされています。抗ウイルス薬を飲んでいるときは「さらにコップもう1杯」の水分を摂ることをおすすめします。

毎日のセルフケア習慣 食生活

水ぶくれが治まるまで飲酒は厳禁

アルコールの過剰摂取は帯状疱疹の引き金にもなります

帯状疱疹の発症には、過労・ストレスが深く関わっていることはお話ししました。そのため、帯状疱疹で来院される患者さんの中には、毎晩のようにお酒を飲んでいる人も多いのですが、急性期で皮膚に熱感があったり、水ぶくれが出ていたりするときは、飲酒は厳禁です。

アルコールの過剰摂取は、のどの粘膜のバリア機能を破壊する場合があるほか、免疫細胞の働きをことごとく低下させることが報告されています。飲酒時間が長いほど、免疫力の低下につながるとも言われていますから、毎日過度な飲酒をしているような人には、そうした習慣が帯状疱疹の引き金となることもあります。

また、急性期で皮膚に炎症が起こっているときにアルコール類を摂取すると、血管が拡張して炎症が悪化します。

急性期を過ぎたら、適量の範囲内であれば問題ありません

アルコールには精神面をリラックスさせる効果があるのも事実です。したがって、皮膚の症状が落ち着いたあとに適量飲むのは構いません。

飲酒の適量としては、厚生労働省は1日平均純アルコール量で約20g程度を目安として示しています（女性はその半分から3分の2の量が安全とされています）。

純アルコール量20gの目安
（カッコ内はアルコール度数）

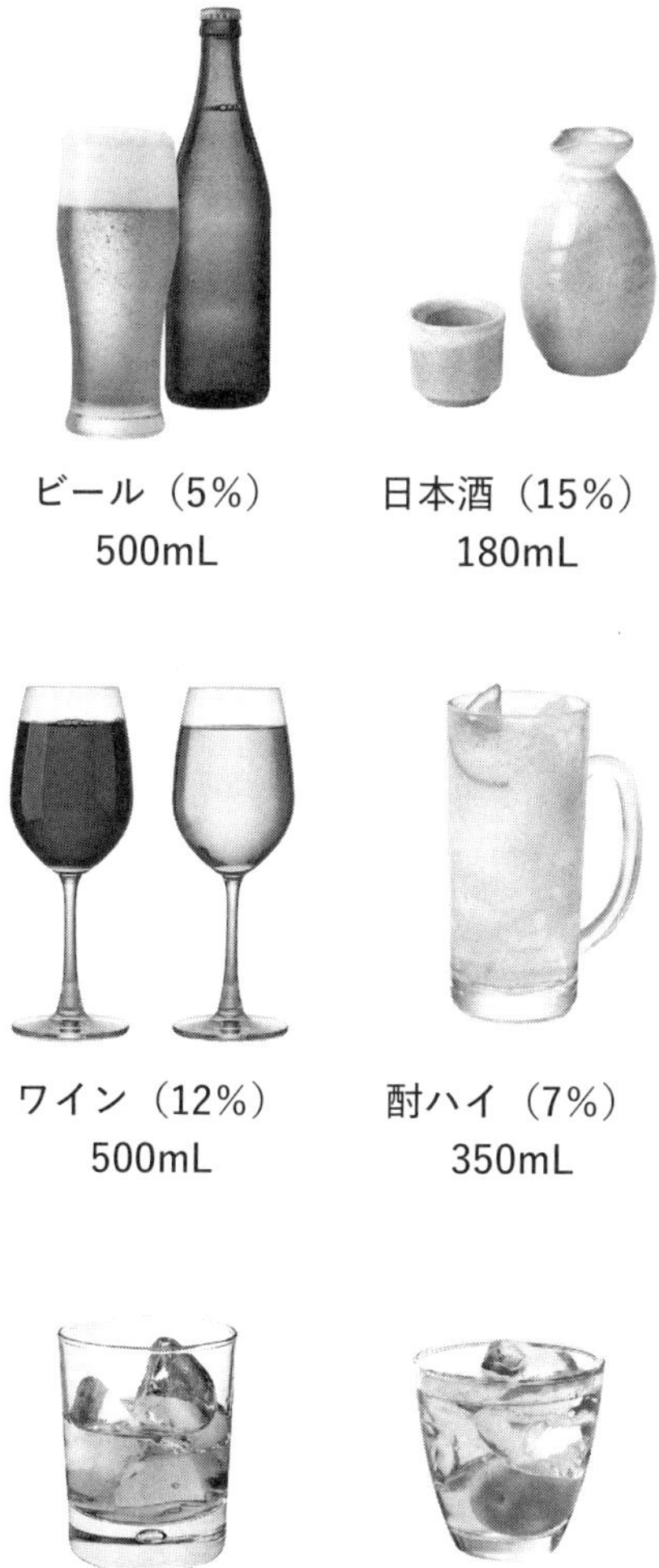

ビール（5%）500mL
日本酒（15%）180mL
ワイン（12%）500mL
酎ハイ（7%）350mL
ウイスキー（43%）60mL
梅酒（13%）180mL

毎日のセルフケア習慣 食生活

よく噛んで食べる・楽しく会話しながら食べる

よく噛んで食べることは免疫の最前線を活性化します

免疫を高める食習慣として、よく噛んで食べることも大切です。よく噛むことは、唾液の分泌を促すことにつながります。唾液には、病原菌を撃退する免疫物質（ＩｇＡ抗体）が含まれており、免疫の最前線を守る〝部隊〟として機能しています。

この最前線の部隊が弱体化すると、腸内に病原体がどんどん入ってきて、体全体の免疫力が低下する要因となります。

よく噛んで唾液をしっかり出し、口の中を乾燥させないこと――これが、病原体の侵入を阻止する大切なポイントとなります。

ただし、噛むことばかりにこだわりすぎると、食事を楽しめなくなるので要注意。会話を楽しみながら食事をすることも、唾液の分泌につながると言われています。

毎日のセルフケア習慣　適度な運動

発症直後は安静にし、痛みがやわらいできたら意識的に体を動かす

痛みで家に閉じこもっていると「寝たきり」につながるリスクが高まります

帯状疱疹を発症したあと、皮膚症状や痛みが強い場合は、急性期が過ぎるまではできるだけ安静な状態を保ちます。

急性期を過ぎて痛みがやわらいできたら、少しずつ体を動かすように心がけましょう。痛いからといって、ほとんど動かない生活をしていると、特に50代以上の人は筋肉が弱って足腰が一気に衰えます。70代、80代の人では、そのまま「寝たきり」になってしまう心配もあります。

帯状疱疹の痛みが出てから家に閉じこもっていたような人は、まずは近所のスーパーマーケットへ買い物に出かけてみましょう。外の空気を吸って、家族以外の人と一言、二言でも会話をし、好物でも買って帰ると、気分がリフレッシュできます。痛みにばかり集中していた意識が、別の方向に向いて、症状の緩和にもつながります。

毎日のセルフケア習慣　適度な運動

1日10回のスクワットで体温を上げる

下半身の筋肉を増やすことが免疫力アップにつながります

「帯状疱疹後神経痛」の痛みが続くと、心身ともに疲弊し、床に臥《ふ》せってしまう人がいます。しかし、体を動かさないでいると、痛みに意識が集中して余計に痛みを感じる原因にもなります。

免疫力を高めるうえでも、適度な運動は欠かせません。適度な運動を行なうと、血液の流れがよくなり、体温が上がって免疫細胞の働きが活性化します。

逆に体温が1℃下がると、免疫力が30％も低下すると言われており、平熱を36・5℃以上に保つことが理想です。

平熱を高く保つには、筋肉を増やすことが大切なポイントとなります。体熱の40％近くは筋肉が生み出していて、特に全身の筋肉の60～70％を占める下半身の筋肉を維持して増やすことが、免疫力アップの要《かなめ》と言えます。

免疫力アップに役立つスクワットの方法

下半身の筋力アップには、1日10回程度のスクワットをおすすめします。スクワットを行なうと、太ももの前部の筋肉や裏の筋肉、お尻の筋肉に一度に負荷をかけることができ、下半身の筋肉を増やすうえで最良です。便通をよくする効果も得られます。

スクワットの基本的なやり方は、次のとおりです。

やってみましょう！ かんたんスクワット

回数の目安
10回

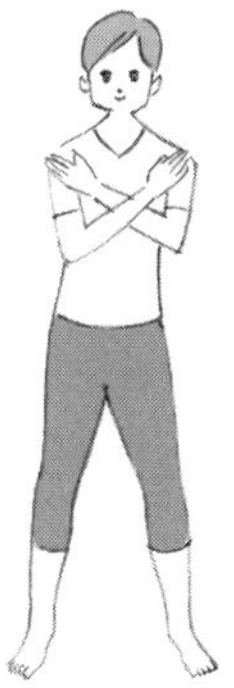

- 両手を胸の前で交差させ、両脚は肩幅くらいに開く。
- つま先は外側に開く。

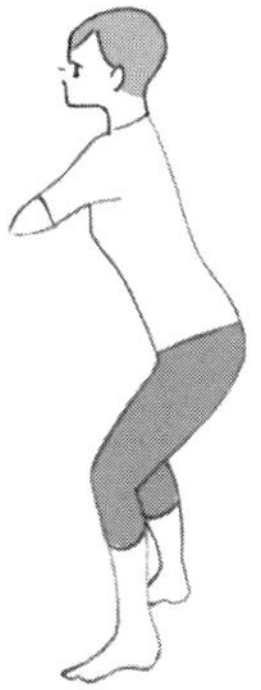

- 胸を張り、お腹に力を入れて「イチ・ニ・サン」と声を出しながら、ゆっくり腰を下ろす。
- お尻をうしろに引くような感じで。

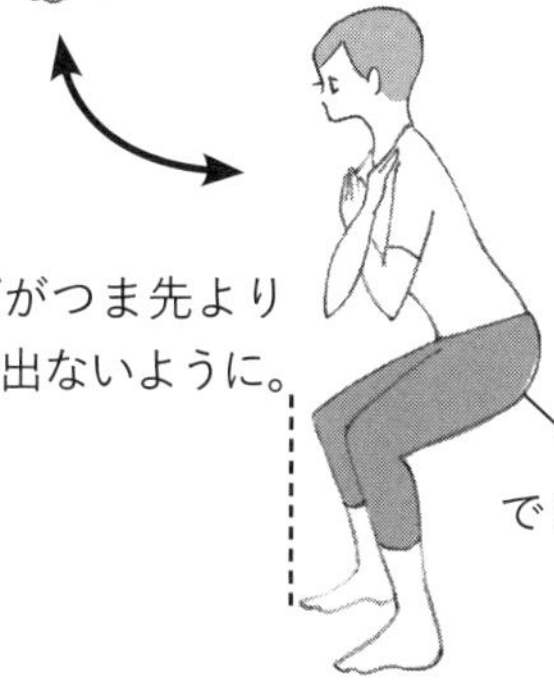
ひざがつま先より前に出ないように。
できるだけ低く。

毎日のセルフケア習慣 適度な運動

無理のない「らくらく散歩」がおすすめ

激しい運動は逆効果となります

「運動がいい」というお話をすると、急にアスリート並みの激しい運動を始める人が、結構いらっしゃいます。しかし、激しい運動は、運動をしない場合より、むしろ免疫力が低下することがわかっています。

特に50歳を過ぎてからジョギングのような激しい運動を始めることは、免疫力を高めるうえで逆効果になるので要注意です。帯状疱疹の予防・改善を目的とする場合は、「普段よりちょっと運動量を増やす」程度にしましょう。

前節で紹介したスクワットのほか、屋外へ出てのんびりウォーキングをしたり、犬を飼っている人は一緒に散歩したりする程度がおすすめです。散歩やウォーキングであれば、ストレスを感じることなく気分をリフレッシュでき、自律神経を整えるうえでも役立ちます。

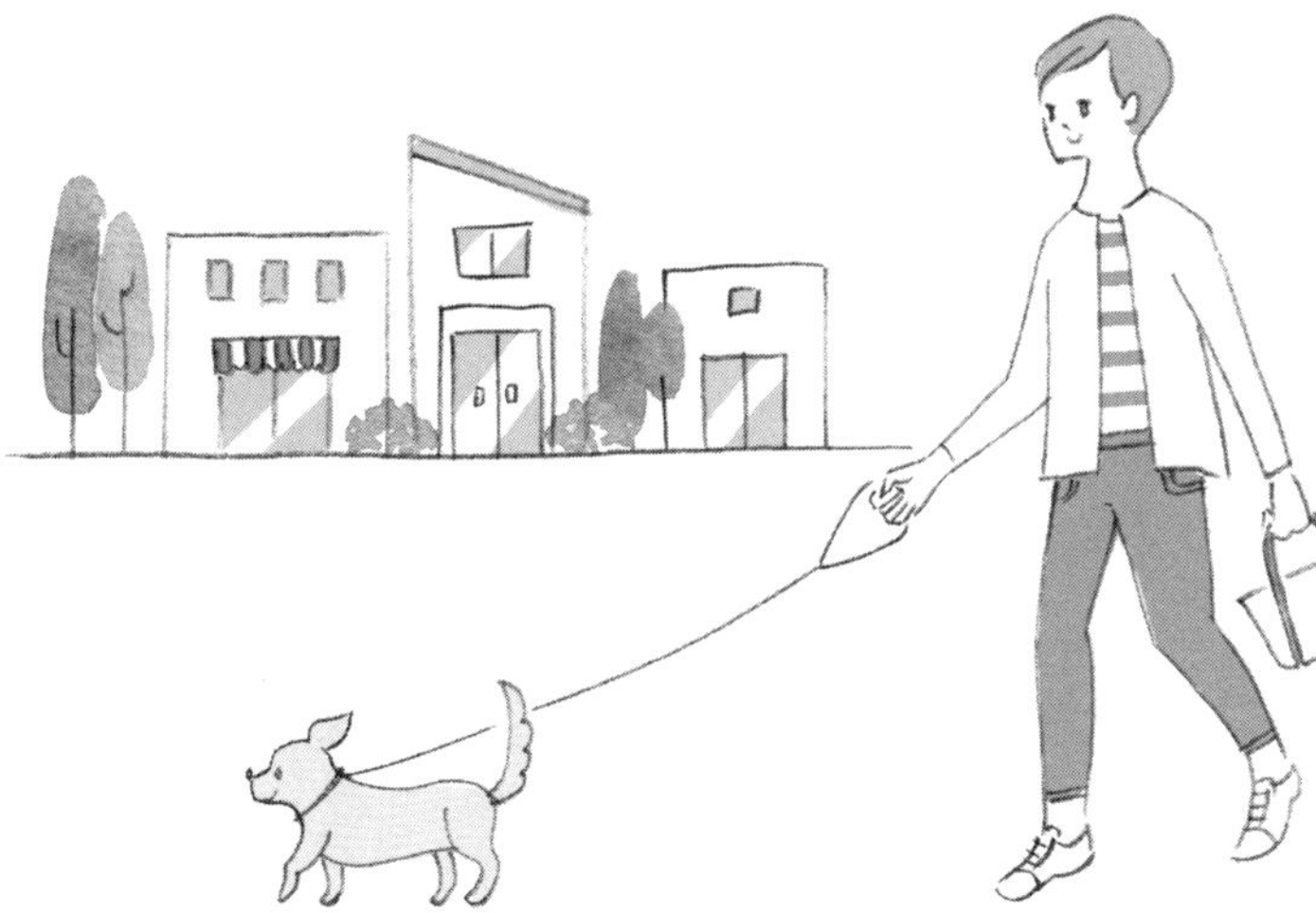

「ちょっと体を動かしてみる」から始める

あらたまって体を動かすことに気が進まない人や、足腰に問題があって運動できない人は、日常生活の中で少し体を動かすだけでも構いません。部屋の模様替えをしたり、掃除をしたり、布団を干したりするだけでも、気分が変わります。

もう少し体を動かせる人は、買い物に出かけるときに隣町のスーパーマーケットへ行ったり、仕事へ出かけるときは最寄り駅の一駅先まで歩いて電車に乗ったりして、運動量をアップしましょう。

無理のない範囲で毎日続けることが、免疫力を高めるうえでは最適です。

腸内環境をよくするストレッチ① 上半身ねじり

便通を改善し、腸内環境をよくするストレッチです

便通が滞ると、腸内に悪玉菌が増えて腸内環境が悪くなります。これも免疫力低下の要因になります。腸の働きをよくして便通を改善するには、腸を動かす「上半身ねじり」というストレッチをおすすめします。

①イスに座って背筋を伸ばし、ひざを閉じます。
②左手を背もたれにかけ、息を吐きながら上半身だけ左にねじり、5秒間その姿勢を維持します。
③今度は逆に、右手を背もたれにかけ、息を吐きながら上半身を右にねじり、同じように5秒間静止します。以上の動作を3回繰り返します。

やってみましょう！ 上半身ねじり

3回
繰り返す

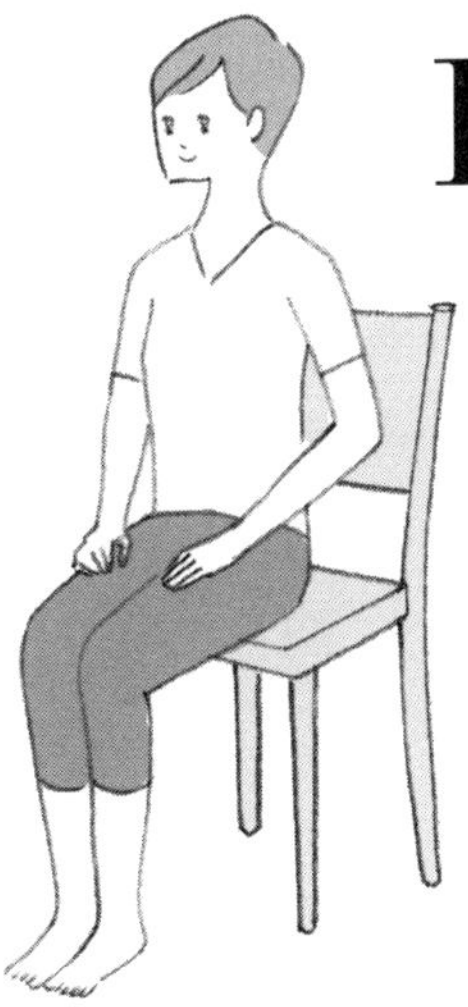

1

▶イスに浅く腰をかけ、ひざを閉じて背筋を伸ばします。

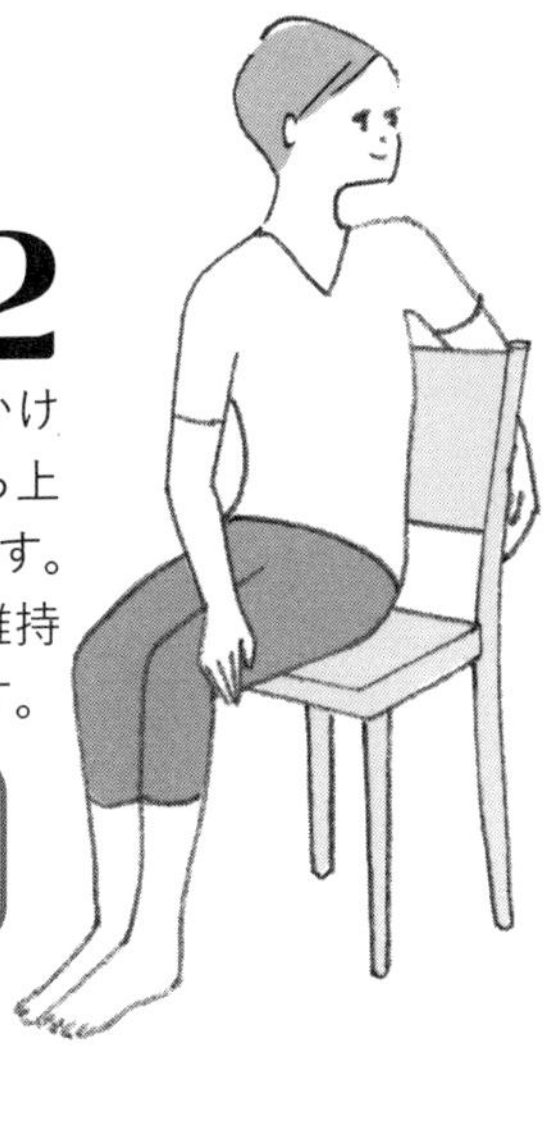

2

▶左手を背もたれにかけて、息を吐きながら上半身を左にねじります。

▶自然な呼吸で5秒維持して、元に戻ります。

5秒
維持

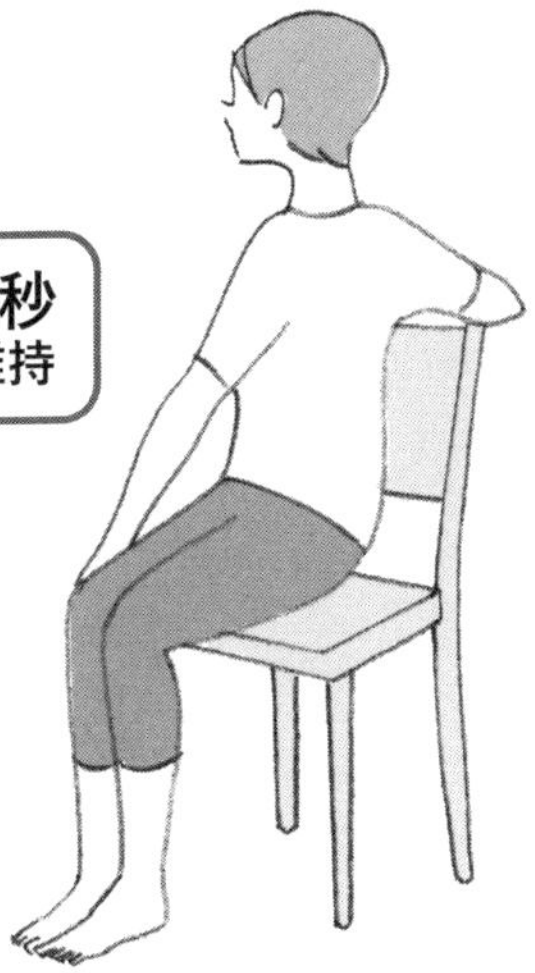

5秒
維持

3

▶右手を背もたれにかけて、息を吐きながら上半身を右にねじります。

▶自然な呼吸で5秒維持して、元に戻ります。

毎日のセルフケア習慣 適度な運動

腸内環境をよくするストレッチ② 太もも抱え

朝目覚めたときの数分で簡単に行なえます

便通を促して腸内環境をよくする簡単なストレッチをもう一つ紹介します。「太もも抱え」ストレッチです。

①仰向けに寝て、体の力を抜きます。
②右ひざを両手で抱え、息を吐きながら胸のほうに引き寄せます。
③5秒たったら、足を元に戻してリラックスします。
④今度は左ひざを両手で抱え、息を吐きながら胸のほうへ引き寄せます。5秒たったら足を元に戻してリラックスします。これを3回繰り返します。

特に朝、目覚めたときに寝床の中で行なうと、腸が刺激されて快便につながります。

やってみましょう！ 太もも抱え

3回
繰り返す

1
▶仰向けに寝転がります。
▶両腕は体側の自然な位置に。

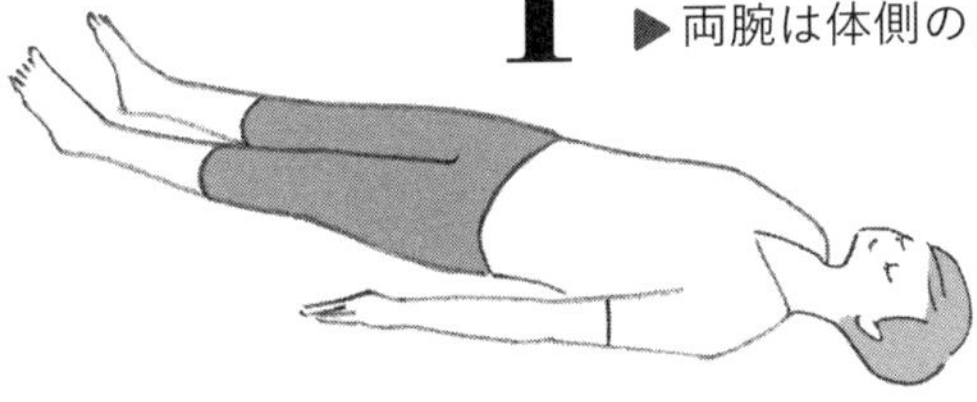

2
▶両手で右ひざを抱え、息を吐きながらグーッと胸のほうに引き寄せて５秒維持。

5秒
維持

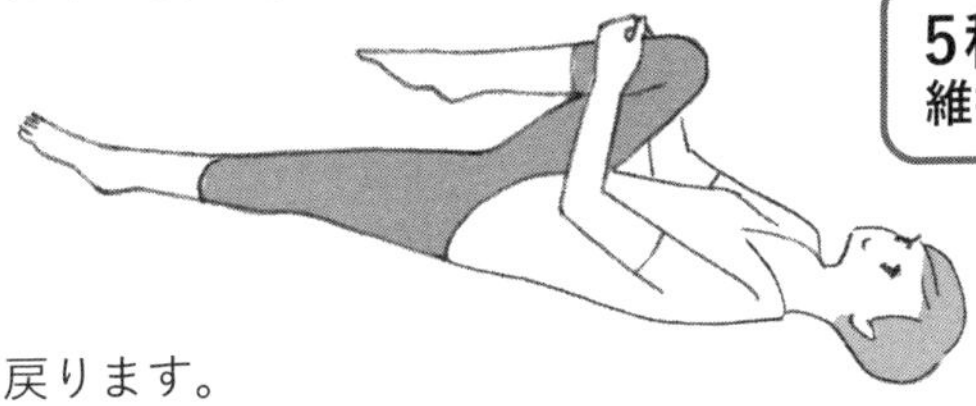

3
▶元に戻ります。

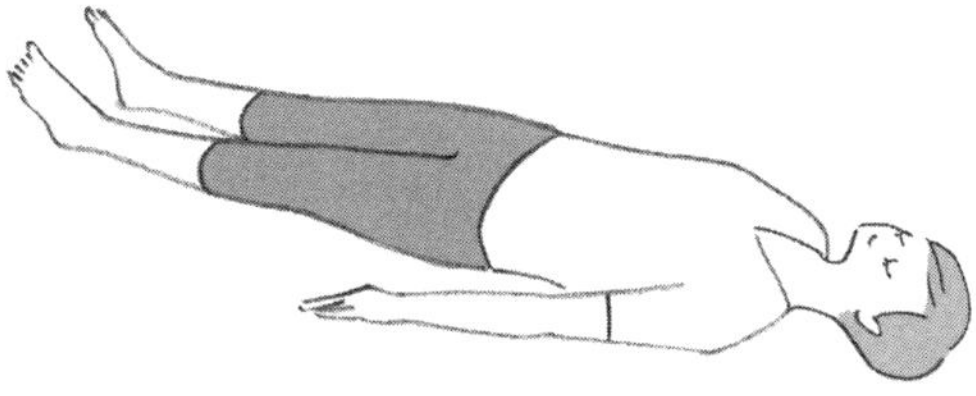

4
▶両手で左ひざを抱え、息を吐きながらグーッと胸のほうに引き寄せて５秒維持。
▶５秒維持したら、元に戻ります。

5秒
維持

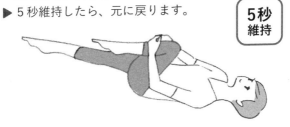

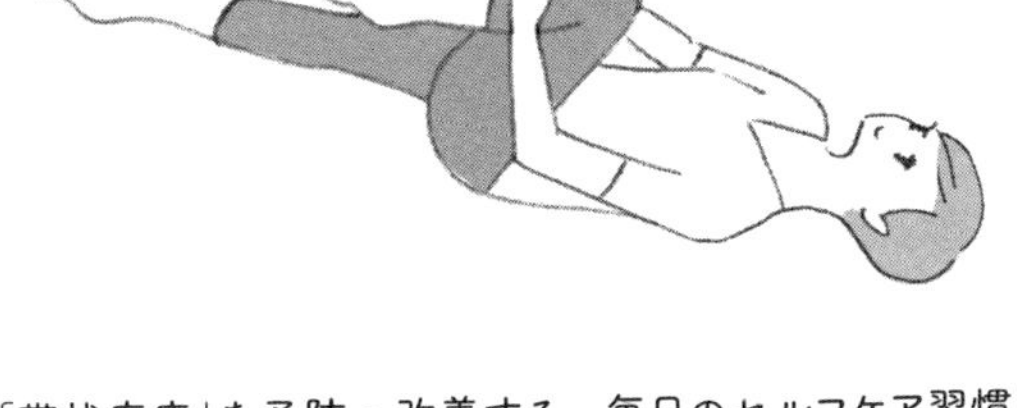

自律神経を整える生活習慣①　食事と睡眠の時間を一定にする

過労やストレスは自律神経のバランスを乱します

過労やストレスは自律神経のバランスを崩す要因にもなります。

自律神経というのは、私たちの意思とは関係なく働いている神経系のことです。眠っているときも心臓が動いていたり、呼吸をしていたりするのは、まさに自律神経の働きのおかげです。

自律神経は、体を活動的にする交感神経と、体をリラックスさせる副交感神経の2つがあり、通常はこれらの適正なバランスで心身の正常な働き（健康）が保たれています。ところが、過労やストレスが続くと、交感神経が過度に活性化し、体がずっと緊張状態となります。これが結果的に腸内環境の悪化につながります。たとえば、ストレスによって腹痛や下痢・便秘になった経験のある人は少なくないと思います。自律神経の指令塔は脳にありますが、脳と腸はとても密接な関係にあるのです。

自律神経を整えるには規則正しい生活が欠かせません

腸内環境を良好に保ち、免疫力を保持するには、自律神経を整えることが大切になります。そのためには、規則正しい生活習慣を送ることがとても重要です。

毎朝決まった時間に起床して、すぐにカーテンを開けるなどして日光を浴びましょう。就寝中は副交感神経が優位になっていますが、日光を浴びると交感神経が活性化して、心身が活動的になります。そして、朝食を同じ時間に摂るようにし、できれば昼食と夕食も同じ時間帯に摂るようにします。こうした規則正しい生活習慣は、自律神経を整えるだけでなく、腸内環境を良好に保つうえでも有効です。

さらに、睡眠をしっかり取ることも、自律神経のバランスを整えるためには欠かせません。就寝の2~3時間前に入浴し、体温が徐々に下がってきて副交感神経優位に切り替わるタイミングで寝床に入ると、自然に眠りに就くことができます。

なお、パソコンやスマートフォン、タブレットなどの電子機器から発せられるブルーライトが交感神経を活性化するとも言われていますので、就寝の1時間前には、それらの使用をやめることが大切です。

毎日のセルフケア習慣　ストレス対策

自律神経を整える生活習慣②　腹式呼吸

ストレスをうまく発散できないと帯状疱疹のような形で表面化します

私たちはストレスを感じると、防衛本能から交感神経が活性化して血管が収縮し、血液の流れが悪くなります。交感神経が過度に活性化すると、免疫力の低下につながるとともに、精神的なイライラや感情の高ぶりにもつながります。

誰しも社会生活を送るうえでは多少のストレスを感じていますが、ストレスを上手に発散できない人は、自分の中にどんどん蓄積され、さまざまな形で表面化します。帯状疱疹もその一つです。

家族や友人に悩みを相談したり、夜中に思い切り号泣したり、自分の好きなミュージシャンのコンサートで大声を出したりすることも、ストレスを解消するうえで役立ちます。しかし、そうした場が持ちにくいときは、「腹式呼吸」を毎日するだけでも、メンタルの安定につながります。

やってみましょう！
腹式呼吸

数回
繰り返す

1

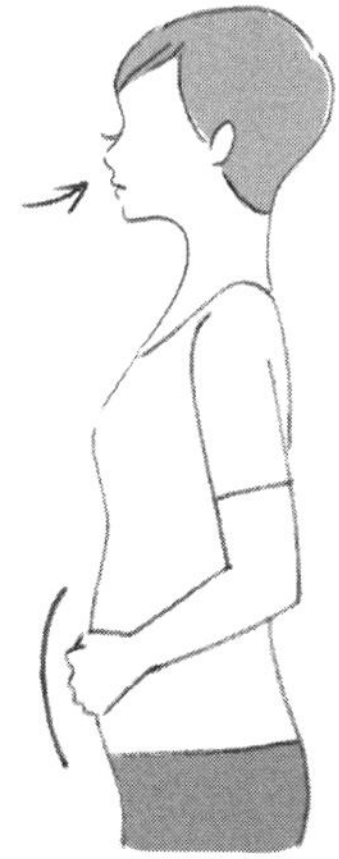

▶鼻から息を吸いながら、お腹をふくらませます。

2

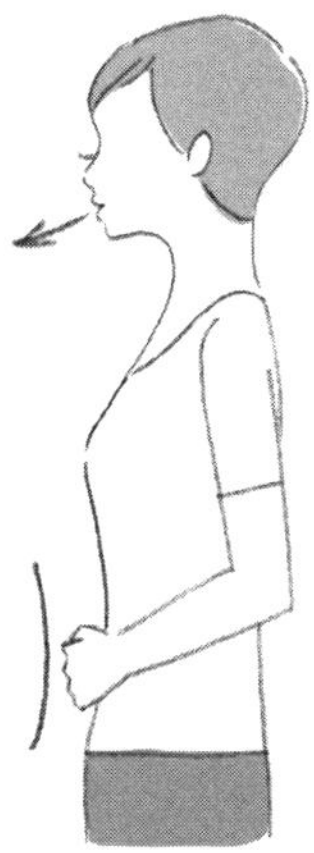

▶口から息を吐きながら、お腹をへこませます。
▶気持ちが落ち着くまで、数回繰り返しましょう。

①鼻からゆっくり息を吸いながら、お腹に空気を入れるイメージでふくらませます。
②口からゆっくり吐き出します。これを緊張したりストレスを感じたりしたときに数回繰り返します。

毎日のセルフケア習慣 ストレス対策

「ストレスの原因を切り捨てるきっかけ」と考えてみる

帯状疱疹が発症するのは体のSOSと捉えましょう

帯状疱疹が現われたら、「自分の心身は今、ストレスで限界を迎えている」と考えるといいでしょう。帯状疱疹の症状もつらいですが、そのまま過労やストレスを放置していると、命に関わるもっと怖い病気が引き起こされてくる可能性があります。帯状疱疹はその前兆と捉え、対策を取ることが最良です。

「疲れてはいるけれど、家事や育児、介護や仕事を休めない」

「社会生活においてある程度のストレスはしょうがない」

そんなふうに考えて、自分の体のことより仕事や周囲のことを優先してしまう人が、今の50代以上の方には多いように思います。ですが、帯状疱疹という免疫低下の黄色信号を無視し、身を削って奉仕した挙句に深刻な病気へ進行しても、誰も褒めてはくれません。「自己責任」として放り出されるのが「関の山」です。

つらい環境からは逃げてもいいのです

帯状疱疹が発症しやすい今の50代以上の人は、自分の命を削ってでも誰かのために働くといった考え方の人が、まだ多いと思います。

ですが、そのようなことを強《し》いる環境は完全に「ブラック」であり、あなたが身を捧げるほどのことではないことに、ぜひ気づいていただきたいのです。

無償の努力が続いていたり、休日をつぶさなければならなかったり、気の進まないことに付き合ったりする必要は、いっさいありません。「つらい」と感じる状況であれば、相談したり休息を取ったりして、ストレスを溜め込まないことが大切です。

「自分が休んだら家や仕事が回らなくなる」とか、「自分に与えられたことは最後まで責任をもってやり遂げなければいけない」と思い込んでしまうと、帯状疱疹に限らず、心身に何らかの異常が生じてきます。

大丈夫です。あなたが休んでも、ほとんどのことは問題なく済みます。寂しさもあるでしょうが、「自分の体は自分で守る」と割り切ることが、帯状疱疹を防ぐ最良の方法なのかもしれません。

毎日のセルフケア習慣　ストレス対策

1日1～2時間の「リラックスタイム」をつくる

時間を忘れて没頭できるものを見つけましょう

過労やストレスが原因で帯状疱疹が現われている人は、すぐに休息を取り、たとえばスマートフォンやパソコンを使わない環境に身を置いて、日常のストレスの原因から解放される時間をつくることが必要です。

しかし、仕事をリタイアしている人はともかく、責任の重い仕事に追われている人は、そうしたことは難しいでしょう。だからこそ、帯状疱疹が現われているとも言えます。

そこで、日常生活の中で心身をリラックスさせる時間を意識的につくることをおすすめします。お笑い番組を見たり、落語を聞いたり、あるいはスマホのアプリでゲームを行なうことでも構いません。時間を忘れて没頭できるものを見つけて、ストレスの原因になっている環境から解放された時間を過ごすことが、とても大切です。

大声で笑うと精神が安定する脳内ホルモンが分泌されます

たとえば、「笑う」ことが免疫力の向上につながることが、国内外の研究で明らかにされています。漫才や落語などを見て大笑いすると、精神を安定させる「セロトニン」や「β-エンドルフィン」といった神経伝達物質が分泌され、免疫細胞が活性化すると言われています。

若い頃のように息ができなくなるほど、友人・知人と大声で笑い合うような場面を日常的につくることができればいいですね。とはいえ、無理してそのような場面をつくらなくても、テレビやインターネットで配信されている動画などで、1日1時間程度、一人でクスクス笑うだけでも、頭と気持ちを切り替えることができます。

笑いだけでなく、野球やアイススケートなどのスポーツを観戦したり、好きなアーティストの公演へ出かけたりして、大声で声援を送りながら楽しむことも、セロトニンやβ-エンドルフィンの分泌促進につながります。映画を見る、家庭菜園を楽しむといったことでもいいでしょう。いずれにしても、過労やストレスの原因となっていることとは別の、自分の没頭できる楽しみの時間をつくるのがポイントです。

毎日のセルフケア習慣 暮らし

入浴するときは40℃で15分の半身浴を

低温のお湯に浸かると体の深部まで温まり免疫力が向上します

体温を上げることが免疫力の向上につながることは、先にお話ししました。体温を効率よく上げるには、入浴がいちばんです。ただし、急に熱いお湯に入ったり、サウナで急激に体温を上げたりすると、交感神経が過度に活性化して体に負担がかかります。血圧の上昇などにもつながり、健康面で好ましくありません。じっくりと時間をかけ、少しずつ体温を上げるほうが、体の深部まで温まって、副交感神経が活性化し、免疫力の向上、ひいては帯状疱疹の予防・改善、健康保持に効果的です。

具体的には40℃のお湯に15分程度、半身浴をすることが理想とされています。半身浴というのは、心臓よりも下の、みぞおち辺りまでお湯に浸かる入浴法です。足湯を15分程度行なうだけでも、副交感神経の活性化につながります。

毎日のセルフケア習慣 暮らし

就寝の3時間前には食事や入浴を済ませる

夜10時から深夜2時までは眠っている習慣をつけましょう

睡眠をしっかり取ることも、自律神経のバランスを保ち、免疫力を高く保つうえで大切です。理想の睡眠時間は人によって異なりますが、日中、家事や介護、仕事をしているときに睡魔に襲われたり、電車やバスの中でたまらずに居眠りをしてしまったりするようであれば、充分に睡眠が取れていない可能性があります。

質のよい充分な睡眠を取るには、就寝の2～3時間前には食事や入浴を済ませ、そのあとはスマートフォンやパソコンなどブルーライトを発する機器には触れずに、体温が下がってくるタイミングで寝床に入ることが最適です。

家事や介護、育児や仕事などで睡眠時間が充分に取れなかったり、夜更かしが習慣になっていたりすると、自律神経が乱れて免疫力が低下します。特に夜の10時から深夜2時までの「眠りのゴールデンタイム」に、ちゃんと就寝していることが大切です。

発熱や皮膚の熱感がないときは入浴して大丈夫

急性期のときは低温のシャワーで済ませるのが無難です

「帯状疱疹が治るまで、入浴は避けたほうがいいのでしょうか？」

そんな質問を患者さんからよく受けます。帯状疱疹が治癒するには、早くても10日ほどかかることを考えると、入浴の可否はご本人にとって気になるところでしょう。

入浴については、帯状疱疹の進行状況や個人の感じ方などによって異なります。

帯状疱疹の急性期で発熱がある場合、あるいは倦怠感や皮膚の熱感および強い痛みがあるときは、湯船に浸かるのは控えたほうが無難です。

とはいえ、患部を清潔に保つことも大切です。水ぶくれがつぶれたり潰瘍《かいよう》化したりして、皮膚表面がじゅくじゅくしている時期は、刺激しないように低温のシャワーでさっと浸出液《しんしゅつえき》を洗い流すとよいでしょう。患部から離れた部位は、ボディーソープで洗って構いません。しみて痛むようなときは、シャワーで流すだけにしましょう。

自分にとって心地よいものを選びましょう

発熱や皮膚の熱感がなく、痛みも少ない場合は、湯船に入っても大丈夫です。お湯に浸かって体を温めると血流がよくなり、障害されている神経および皮膚に酸素や栄養素が充分に送られ、痛みを生み出している物質の排出も促されることから、症状がやわらぎます。

特に帯状疱疹後神経痛の人は、「お風呂に入ると痛みがやわらぐ」という声が多く聞かれます。日常生活の中でも、冷えると痛みが強くなる場合は、カイロや湯たんぽを利用するのもよい方法です。

痛みの感じ方は、人によって異なります。温めると痛みが増す人は、湯船に浸かるのは避けましょう。水風呂で体を冷やすほうが「痛みもやわらいで気持ちいい」と感じる人は、そちらを実践することをおすすめします。

いずれにしても、痛みに対しては、そのときどきで温めるほうがいいか、冷やすほうがいいかということが異なります。今の自分にとって心地よいと感じるものがベストです。入浴については、主治医と相談するのがいいでしょう（１０８ページ参照）。

毎日のセルフケア習慣 暮らし

「リンパマッサージ」で老廃物をデトックスする

むくみや冷え、だるさを感じる部分を日頃からマッサージしましょう

私たちの体には、血液が流れる血管とは別に、「リンパ管」と呼ばれる管が存在します。その中には、血管から染み出た「リンパ液」と呼ばれる成分が流れており、主に老廃物の回収を行なっています。

リンパ液の中にも免疫細胞が含まれており、その流れが悪くなると免疫力が低下します。帯状疱疹が現われる背景には、こうしたリンパ液の滞留が隠れている場合もあります。

普段から、手足などの末梢《まっしょう》部分に、むくみや冷え、だるさなどを感じる人は、その部位を適度にもみほぐしていると、帯状疱疹の予防に役立ちます。すでに帯状疱疹が現われたあとでも、免疫力を高め、帯状疱疹後神経痛の痛みを軽減するうえで、リンパマッサージは有効です。

マッサージなどでリンパ液を流す方向の目安

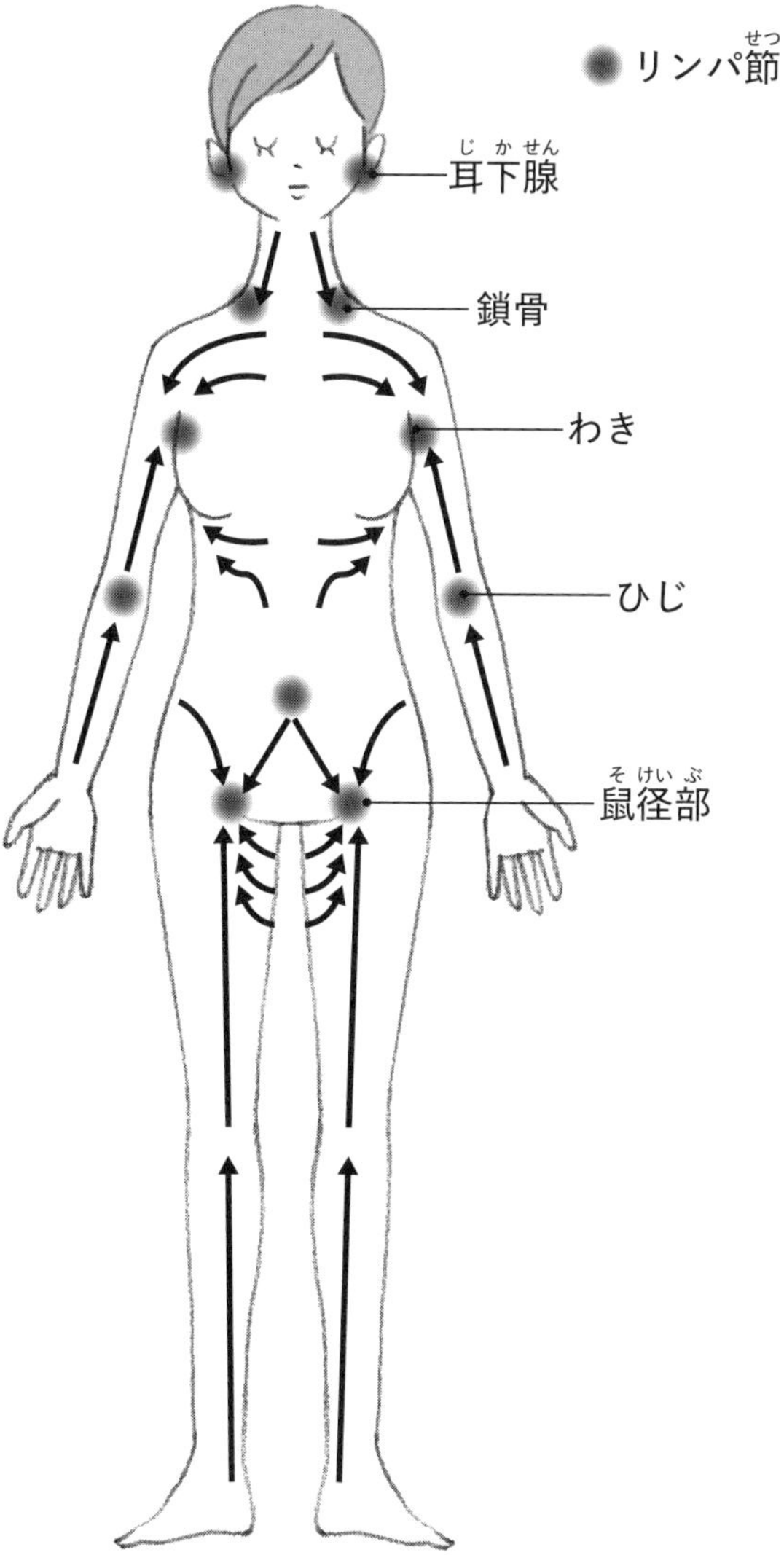

毎日のセルフケア習慣 暮らし

温めるか冷やすかは自分の感覚を優先

どの方法を続けるかを医師に相談しましょう

患部を温めるのか冷やすのかは、どちらがよいと一概には言えません。

しかし一般的には、帯状疱疹の急性期には皮膚が熱を持っているため、冷やしたほうが気持ちがよいとされています。清潔なタオルを冷水でぬらし、よくしぼってから患部に当てたり、乾いたタオルに保冷剤や氷のうを包んで熱を帯びている皮膚を冷やしたりするとよいでしょう。

一方、帯状疱疹後神経痛の痛みは、温めると楽になることが多いようです。また、まだ発疹が消えない状態でも、入浴したあとに痛みが軽くなる、冷えると痛みが強くなると感じる人は、患部を温めるとよいでしょう。

感じ方は患者さんによって異なります。みなさんがどちらを心地よく感じるか実際に試してみて、その方法を続けてもよいか、皮膚科医に相談してみるとよいでしょう。

目の周囲に帯状疱疹ができたときはコンタクトレンズの使用をやめる

帯状疱疹による目の症状は眼科の受診が必須です

目の周囲に帯状疱疹が生じることがあります。この場合、角膜炎やブドウ膜炎を引き起こすリスクがあるので、皮膚科の主治医から眼科を紹介してもらい、眼科医の指示に従うことが大切です。

自分でできるセルフケアとしては、目を酷使する長時間のパソコンやスマートフォンの使用を制限するほか、コンタクトレンズを使っている人は帯状疱疹が治まるまでは装用を控え、メガネなどで代用します。

「メガネなんてかけたくない」「スマホを手放せない」などの理由で眼科に行かずに市販の疲れ目やドライアイに対する目薬をさしていても、適切な効果がないばかりか、症状を悪化させる可能性が高まるだけです。帯状疱疹による目の症状は、眼科で処方される専用の点眼薬を使用することが必須となります。

毎日のセルフケア習慣 暮らし

帯状疱疹がうつる人・うつらない人

水ぼうそうに感染したことのない人には感染します

帯状疱疹になった人の中には、自分の痛みや皮膚症状よりも、他人に感染することのほうを心配される方もいらっしゃいます。

「家族と普通に接していてよいのでしょうか？」「パートや仕事に出勤しても大丈夫ですか？」——そうした質問をよく受けます。

帯状疱疹が帯状疱疹として感染することはありませんので、水ぼうそうにかかったことがある成人ばかりの環境であれば、大丈夫です。

PART1でも説明したとおり、帯状疱疹は水ぼうそうウイルスが原因で発症しますから、乳幼児はもちろん大人でも、水ぼうそうに感染した経験のない人が周囲にいた場合、その人に対しては、水ぼうそうを発症させてしまうことがあります。特に成人後に水ぼうそうにかかると重症化しやすいので、その点は注意が必要です。

妊娠中の女性とは距離を保つようにしましょう

さらに、妊娠している女性が家庭内や職場にいる場合は、より慎重な対応が求められます。妊娠の時期によっては、お腹の赤ちゃんに影響するリスクがあります。帯状疱疹の皮膚症状が治まるまでは、妊娠中の女性および妊娠している可能性がある女性とは一定の距離を保ちながら行動することが望まれます。

職場の場合は、在宅勤務などを活用するのも一案です。また、帯状疱疹が現われている背景に過労やストレスがあることを考えれば、「これはちょうどよい機会」と考えて、休暇を取るのもいいでしょう。

一方、家庭の中に妊娠中の女性がいる場合、極端なことを言えば、感染の心配がなくなるまで離れて暮らすことも考えたほうがいいと思います。これについては、皮膚科の主治医としっかり相談することをおすすめします。

離れて暮らすことが難しい場合は、患部（水ぶくれ）はガーゼで覆い、ケアに使った包帯やタオル、ティッシュペーパーなどが、妊娠している女性に絶対に触れないようにすることが大切です。

毎日のセルフケア習慣 暮らし

夢中になれることを探す「ゲートコントロール機能」

集中できるものが見つかれば、痛みはやわらぎます

帯状疱疹の痛みは、脳へ直接伝わるのではなく、脊髄《せきずい》（背骨の中を走っている神経の束）に存在する特定の門（ゲート）で調節されています。「ゲートコントロール機能」と呼ばれるしくみです。

たとえば、サッカー選手が試合の最中に足を傷め、それでも最後まで全速力で走り続けていたのに、試合終了後に足を骨折していたことが判明した、といった話を耳にしたことはないでしょうか？　これは本人ががんばって痛みを我慢していたわけではなく、プレーに夢中になっている間は、痛みを調整しているゲートが閉じていたため、痛みを感じていなかったからです。

つまり、何かに集中しているときは、骨折による激痛さえ感じなくなる働きが、私たちの体には備わっているということです。

慢性的な厄介な痛みでも忘れるほどの「何か」を見つけましょう

スポーツによるケガ（急性期の痛み）は、すぐに治療すれば改善され、痛みはすっきりと消えます。

一方、帯状疱疹後神経痛のような慢性的な痛みは、ゲートコントロール機能の不具合により、痛みが脳へ伝わりやすくなっています。

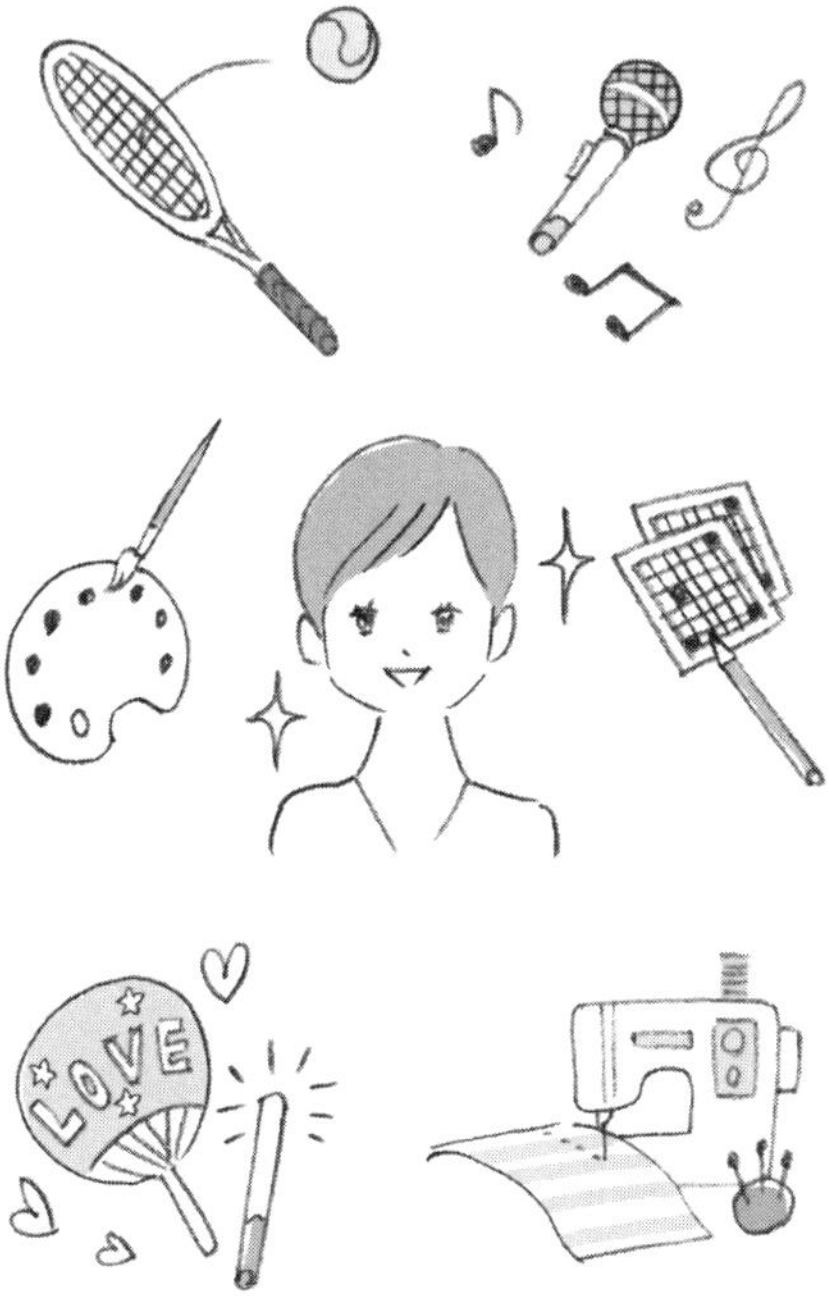

そのため、適切な治療を行なっても、なかなか効果が得られないといった悩ましい状態に陥ります。

それでも、痛みを忘れるほど夢中になれる〝何か〟を見つければ、ゲートコントロール機能が回復し、痛みを感じにくくなるケースはよくあります。

セルフケアには家族の協力が大きな助けに

目に見えない痛みにも寄り添うことが症状の改善につながります

帯状疱疹に対するセルフケアは、ご家族をはじめとする周囲の人の協力が、とても大きな助けとなります。特に本人の訴える痛みに対し、「寄り添う気持ち」が症状の早期改善につながります。

水ぶくれができている急性期は、ご家族や周囲の人も、視覚的に症状を確認できることから、懸命にケアする場合がほとんどです。

一方、皮膚症状が改善されたあとに続く帯状疱疹後神経痛は、周りの人に理解されにくいところが、本人のストレスをより強めることになりがちです。目に見える症状がないのに、いつまでも「痛い、痛い」と言われると、ご家族にとってもストレスとなり、本人に対して不遜《ふそん》な態度をとってしまうことも少なくないと思います。その結果、本人の痛みがさらに増悪するという悪循環に陥るケースがよくあります。

痛みはいずれ改善されるので安心してください

ご家族の方にわかっていただきたいのは、本人は決して甘えた気持ちで痛みを訴えているわけではなく、ウイルスによって神経が障害されたことにより、実際に痛みが起こっているということです。

たとえば、顔に痛みが残っている場合、食事を摂るときに口を開けるだけでも苦痛を伴います。そのため、ご家族がせっかくつくった料理を残してしまうこともしばしばです。ご家族からすると、「発疹や水ぶくれは治っているのだから、食事をしっかり摂らないと、治るものも治らないでしょ！」という気持ちになっても当然です。

ですが、本人は「食べたくても食べられない」のが実情だということをわかってあげていただきたいと思うのです。食事を残してしまうときは、ごはんをおかゆにする、免疫力の向上に役立つ食品（72〜80ページ参照）をペースト状にしてスープにするなど、食べやすくすることが望まれます。市販の流動食を利用するのもよい方法です。

適切な治療とセルフケアで、いずれ痛みは改善されます。その日までそばで寄り添ってくれる人の存在が、快癒にはとても大きいことを理解していただければ幸いです。

毎日のセルフケア習慣 暮らし

50歳を過ぎたらワクチンの接種を考えるのも一案

ワクチン接種で予防効果が期待できます

帯状疱疹の効果的な予防策としては、ワクチン接種も一つの選択肢です。

水ぼうそうに一度かかったことのある人は、水ぼうそうのウイルス（水痘《すいとう》ウイルス）に免疫がつき、40～50年はかかる心配はありません。そのため、ひと昔前であれば、再感染する人はほとんどいませんでした。しかし、長寿の人が増えた現在では再感染して重症化したり、帯状疱疹後神経痛に悩んだりする人が増えています。

そこで近年は、50歳を過ぎた人に対し、帯状疱疹を予防するワクチンの接種が推奨されています。帯状疱疹ワクチンは、子どもが接種する水ぼうそう用（水痘ウイルス）のワクチンと同じものを、1回の皮下注射で接種します。また、新しい成分ワクチンのシングリックスは2回の筋肉注射で接種します。なお、持病がある人は、念のために主治医と相談したうえで、ワクチン接種を検討するようにしましょう。

毎日のセルフケア習慣　暮らし

健康診断を定期的に受けることも大切

帯状疱疹が起こったら、ほかの病気も疑いましょう

44ページで紹介した帯状疱疹後神経痛の危険因子に該当しない人でも、ある日突然、帯状疱疹が発症することがあります。そうしたときは、病気などの何らかの原因で、免疫力が低下している可能性が考えられます。

免疫力が低下する病気としては、糖尿病や膠原病《こうげんびょう》などが知られていますが、がんのような病気が隠れている場合もあります。ですので、免疫力が低下する心当たりもないのに帯状疱疹が現われたときは、まずは皮膚科を受診し、医師と相談したうえで、念のために人間ドックなどで調べてもらうことをおすすめします。

できれば、50歳を過ぎたあとは、職場や自治体の定期健診に加え、胃カメラや大腸内視鏡検査、人間ドックなどを定期的に受けていると、帯状疱疹はもとより、他の病気の早期発見、早期治療にもつながります。

おわりに

近年はインターネットなどの情報ツールの普及により、「帯状疱疹」の情報を容易に得ることができるようになりました。

これは早期発見、早期受診につなげるうえでとても有効ですが、一方で、根拠のあいまいな情報も少なくないことから、帯状疱疹や帯状疱疹後神経痛の痛みに対し、必要以上に不安を抱いてしまう人が少なくないのも事実です。

四六時中、痛みを感じていると、どうしても気持ちが沈みがちになります。「この痛みは一生続くの？」「もう何をやってもムダなの？」と自暴自棄になり、セルフケアをおすすめしても、途中で挫折してしまう人が多いことは、とても残念でなりません。

食生活や運動習慣などのライフスタイルを変えれば、途端に痛みが消えるわけでは、残念ながらありません。それでも、帯状疱疹や帯状疱疹後神経痛が起こる背景に、免疫力の低下があるのは間違いないので、免疫力を維持し、高めるセルフケアに努めていれば、必ず症状の改善につながっていきます。

帯状疱疹や帯状疱疹後神経痛になったことは、自分の免疫力が低下していることを知る「よいきっかけ」であると考えるように、私は患者さんにいつもお話ししています。

もし、帯状疱疹にならなかったら、生活習慣を見直すこともなく、命に関わるもっと怖い病気になっていたかもしれません。

帯状疱疹という、あなたの体からのSOSを受け止めたことで、生活習慣を見直すチャンスが与えられたということです。

本書の内容によって、みなさんがそのチャンスを生かし、健康寿命の延伸と実り多き人生を実現なさることができれば、これほどうれしいことはありません。

本田まりこ

【著者紹介】

本田まりこ（ほんだ・まりこ）

まりこの皮フ科（神奈川県）院長。東京慈恵会医科大学皮膚科客員教授。
東京女子医科大学卒業後、東京慈恵会医科大学皮膚科入局。同大学院教授などを経て現職。専門はアトピー性皮膚炎、ウイルス性皮膚疾患。
著書・監修書に『新版 帯状疱疹・単純ヘルペスがわかる本』（法研）、『帯状疱疹の痛みをとる本』『名医が答える！ 帯状疱疹 治療大全』（以上、講談社）などがある。

［参考文献］

『名医が答える！ 帯状疱疹 治療大全』監修：本田まりこ（講談社）
『帯状疱疹の痛みをとる本』監修：本田まりこ（講談社）
『新版 帯状疱疹・単純ヘルペスがわかる本』本田まりこ（法研）
『「免疫力」を上げて病気知らずの体になる！』監修：奥村 康（大洋図書）
『最新版！ 免疫力を上げる50のコツ』（宝島社）

帯状疱疹は自分で防ぐ！ こうして改善できる！

2023年10月9日　第1版第1刷発行
2024年2月8日　第1版第2刷発行

著　者　本田まりこ
発行者　村上雅基
発行所　株式会社PHP研究所
京都本部　〒601-8411　京都市南区西九条北ノ内町11
〔内容のお問い合わせは〕暮らしデザイン出版部 ☎075-681-8732
〔購入のお問い合わせは〕普及グループ ☎075-681-8818
印刷所　大日本印刷株式会社

ISBN978-4-569-85591-2